essentials

Essentials liefern aktuelles Wissen in konzentrierter Form. Die Essenz dessen, worauf es als „State-of-the-Art“ in der gegenwärtigen Fachdiskussion oder in der Praxis ankommt. *Essentials* informieren schnell, unkompliziert und verständlich

- als Einführung in ein aktuelles Thema aus Ihrem Fachgebiet
- als Einstieg in ein für Sie noch unbekanntes Themenfeld
- als Einblick, um zum Thema mitreden zu können

Die Bücher in elektronischer und gedruckter Form bringen das Fachwissen von Springerautor*innen kompakt zur Darstellung. Sie sind besonders für die Nutzung als eBook auf Tablet-PCs, eBook-Readern und Smartphones geeignet. *Essentials* sind Wissensbausteine aus den Wirtschafts-, Sozial- und Geisteswissenschaften, aus Technik und Naturwissenschaften sowie aus Medizin, Psychologie und Gesundheitsberufen. Von renommierten Autor*innen aller Springer-Verlagsmarken.

Andrea Lübken · Matthias Wiemer

KI-Inklusive Systeme entwickeln

Inklusion und KI

Springer

Andrea Lübken
Waldalgesheim, Deutschland

Matthias Wiemer
Waldalgesheim, Deutschland

ISSN 2197-6708 ISSN 2197-6716 (electronic)
essentials
ISBN 978-3-662-72510-8 ISBN 978-3-662-72511-5 (eBook)
https://doi.org/10.1007/978-3-662-72511-5

Die Deutsche Nationalbibliothek verzeichnet diese Publikation in der Deutschen Nationalbibliografie; detaillierte bibliografische Daten sind im Internet über https://portal.dnb.de abrufbar.

Planung/Lektorat: Kathrina Nissle
Springer ist ein Imprint der eingetragenen Gesellschaft Springer-Verlag GmbH, DE und ist ein Teil von Springer Nature.
Die Anschrift der Gesellschaft ist: Heidelberger Platz 3, 14197 Berlin, Germany

Was Sie in diesem *essential* finden können

- Eine nachvollziehbare Einführung in die Frage, warum barrierefreie Gestaltung die Grundlage für digitale Teilhabe ist und welche Rolle Designentscheidungen dabei spielen.
- Eine Begriffsklärung zentraler Konzepte wie Barrierefreiheit, digitale Zugänglichkeit, Usability und Universal Design im Kontext intelligenter Systeme.
- Eine differenzierte Analyse typischer Ausschlüsse, die durch Gestaltung, Normannahmen oder fehlende Repräsentanz in der Entwicklung entstehen.
- Eine praxisnahe Darstellung von Gestaltungsprinzipien, technischen Umsetzungsmöglichkeiten und partizipativen Methoden für barrierefreie KI-Systeme.
- Eine Einladung, barrierefreies Design nicht als technische Zusatzleistung, sondern als Ausdruck von Haltung, Beziehung und sozialer Verantwortung zu verstehen.

Interessenkonflikt Die Autor*innen haben keine für den Inhalt dieses Manuskripts relevanten Interessenkonflikte.

Barrierefreie Gestaltung entscheidet darüber, ob Menschen mit Behinderung Zugang zu digitalen Technologien finden oder ausgeschlossen bleiben. Dieses *Essential* zeigt, wie inklusive KI-Systeme entstehen, wenn Technikgestaltung als soziale Verantwortung verstanden wird. Es erklärt zentrale Begriffe wie Barrierefreiheit, Usability und Universal Design und verdeutlicht, warum bestehende Standards nicht ausreichen. Anhand konkreter Barrieren wird gezeigt, wie KI-Anwendungen durch fehlende Repräsentanz, stereotype Nutzerbilder oder inadäquate Schnittstellen exkludierend wirken. Zugleich werden Prinzipien und Methoden vorgestellt, mit denen barrierefreie Systeme gelingen, partizipativ, adaptiv und nutzerorientiert. So wird sichtbar, dass barrierefreies Design mehr ist als eine technische Anforderung, nämlich Ausdruck von Haltung und Gerechtigkeit.

Inhaltsverzeichnis

Über die Autoren

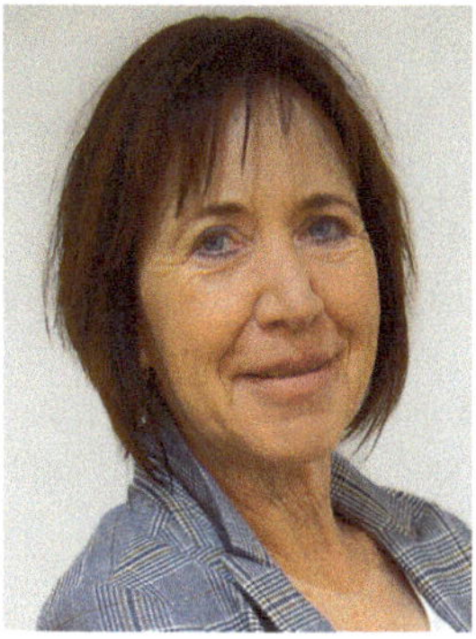

Andrea Lübken hat über 25 Jahre Erfahrung im Gesundheits- und Sozialwesen und ist eine anerkannte Expertin in der Fort- und Weiterbildung von Fachkräften. Sie plant und organisiert Schulungen in den Bereichen Gesundheit und Soziales, die sowohl Teilnehmende mit als auch ohne Seh- oder Hörbeeinträchtigung adressieren. Dabei verbindet sie wirtschaftliches Denken mit praxisnaher Wissensvermittlung.

Als Senior-Lehrtherapeutin leitet Andrea Lübken ein Kurszentrum für die Bobath-Therapie im Bereich der Kindertherapie. Ihre umfangreiche Erfahrung in Neurologie und Pädiatrie fließt in ihre Arbeit ein, insbesondere in der Anwendung und Weiterentwicklung des Bobath-Konzepts. Zusätzlich hat sie eine moderne Kinderpraxis aufgebaut, in der innovative Therapiekonzepte umgesetzt werden.

Ihre akademische Laufbahn umfasst ein Bachelorstudium in Pädagogik und einen Masterabschluss im Gesundheitsmanagement. Seit über 14 Jahren ist sie als Dozentin tätig und vermittelt nicht nur fachliches Know-how, sondern auch ihre Begeisterung für die Arbeit mit Menschen.

Angesichts neuer Technologien wie der KI und der Unterstützten Kommunikation (UK) sieht Andrea Lübken große Chancen für Menschen mit Behinderung. Sie ist überzeugt, dass moderne Hilfsmittelversorgung und innovative Diagnostik das Bildungs- und Gesundheitswesen nachhaltig verändern können.

Mit ihrer einzigartigen Kombination aus Erfahrung, fundiertem Fachwissen und Offenheit für technologische Entwicklungen hebt Andrea Lübken die Qualität von Therapie und Weiterbildung auf ein neues Niveau.

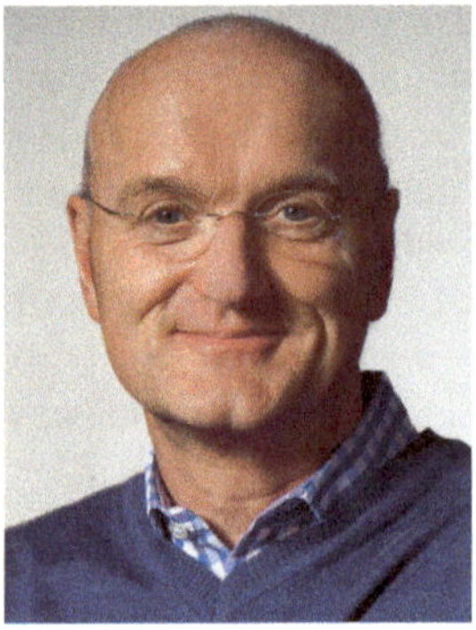

Dr. Matthias Wiemer hat einen beeindruckenden Weg vom Ingenieur zum Vorstand einer Aktiengesellschaft durchlaufen. In über 30 Jahren Führungsarbeit in mittelständischen Industrieunternehmen und Konzernen konnte er umfassende Erfahrungen in verschiedenen Unternehmensstrukturen sammeln. Dabei hat er zahlreiche Erfolge gefeiert und wertvolle Lektionen aus eigenen Fehlern gelernt.

Im Mittelpunkt seiner Tätigkeit standen stets die Menschen und der gesunde Menschenverstand, was ihn dazu bewegte, sich intensiv mit den Methoden der hypno-systemischen Beratung und des Coachings auseinanderzusetzen. Heute unterstützt Dr. Wiemer Unternehmen bei strategischen Fragen und begleitet Menschen auf ihrem persönlichen und beruflichen Weg.

Mit dem Aufkommen von KI und neuen Technologien wie dem Internet der Dinge (IoT) steht unsere Arbeitswelt vor tiefgreifenden Veränderungen. Dr. Wiemer hilft Unternehmen, diese Transformation technologisch und kulturell zu gestalten, indem er auf lösungsorientiertes Handeln und echten Dialog setzt. Neue Arbeitskulturen, Kommunikationsformen und Führungsstile sind entscheidend, um die Potenziale dieser Technologien erfolgreich zu nutzen und gleichzeitig die Menschen mitzunehmen.

1 Gestaltung schafft Zugang

Digitale Technologien strukturieren mittlerweile viele alltägliche Zugänge zu Informationen, Dienstleistungen, Bildung, Kommunikation und Teilhabe. Sie bieten Potenziale für mehr Selbstbestimmung und für die aktive Gestaltung des eigenen Lebens. Doch ob diese Potenziale tatsächlich genutzt werden können, hängt entscheidend davon ab, wie diese Technologien gestaltet sind. Gestaltung entscheidet darüber, ob digitale Systeme zugänglich und bedienbar sind, ob sie Menschen einschließen oder ausgrenzen, ob sie Orientierung geben oder zur Überforderung führen. Für viele Menschen mit Behinderung bedeutet diese Gestaltung nicht nur technische Machbarkeit, sondern ganz konkret: Teilhabe oder Ausschluss.

In der öffentlichen Debatte über künstliche Intelligenz steht häufig die Frage im Mittelpunkt, wie leistungsfähig oder intelligent ein System ist. Weniger gefragt wird, ob es für alle Menschen nutzbar ist, ob es diskriminierungsfrei funktioniert oder ob es sich an den Bedürfnissen unterschiedlichster Nutzenden orientiert. Dabei entscheidet die Struktur eines Systems mit darüber, welche Erfahrungen Menschen im Umgang mit Technik machen. Wenn ein Sprachassistent darauf trainiert wurde hochfrequente, akzentfreie Standardaussprache reagiert, dann bleibt eine große Zahl realer Stimmen ungehört. Wenn Benutzeroberflächen nicht mit Screenreadern kompatibel sind, dann wird ein vermeintlich inklusives System zur unsichtbaren Hürde. Wenn Interaktionen ausschließlich visuell codiert sind, verlieren Menschen mit Sehbeeinträchtigung die Orientierung. Gestaltung erzeugt Realität. Sie bestimmt nicht nur, was technisch möglich ist, sondern auch, was sozial erreichbar bleibt.

Barrierefreiheit wird in diesem Zusammenhang häufig missverstanden. Sie wird oft auf Rampen, Leitsysteme oder Kontraste reduziert. Im digitalen Raum ist

A. Lübken und M. Wiemer, *KI-Inklusive Systeme entwickeln*, essentials,
https://doi.org/10.1007/978-3-662-72511-5_1

Barrierefreiheit jedoch nicht automatisch gegeben, nur weil ein System per App bedient werden kann oder weil es sprachgesteuert ist. Im Gegenteil: Gerade komplexe KI-Systeme, die sich adaptiv verhalten, personalisierte Vorschläge machen oder mit Sprache interagieren, sind besonders anfällig für unerkannte Zugangsbarrieren. Diese Barrieren entstehen nicht durch technische Fehler, sondern durch Annahmen über Nutzende und deren Fähigkeiten, durch fehlende Vielfalt in der Entwicklung und durch normative Vorstellungen darüber, was als normal, schnell oder intuitiv gilt. Was für eine Person einfach ist, kann für eine andere unüberwindbar sein.

Menschen mit Behinderung erleben digitale Technik nicht in abstrakter Form, sondern eingebettet in ihre Lebenswirklichkeit. Ob eine App bedienbar ist, entscheidet darüber, ob eine Fahrplanauskunft funktioniert. Ob eine Plattform Inhalte in einfacher Sprache anbietet, beeinflusst, ob selbstbestimmte Information möglich wird. Ob eine Anwendung mit alternativen Eingabemethoden arbeitet, entscheidet darüber, ob sie nutzbar ist. Diese Erfahrungen machen deutlich: Gestaltung ist keine Nebensache. Sie ist der Ort, an dem Teilhabe konkret wird.

Der Blick auf barrierefreies Design wird oft auf rechtliche Pflichten oder technische Standards reduziert. Zwar sind diese wichtig, doch sie greifen zu kurz, wenn sie Gestaltung nur als Pflichtübung behandeln. Wer Barrierefreiheit auf Prüfverfahren oder Checklisten beschränkt, verliert aus dem Blick, dass Gestaltung immer eine Form sozialer Kommunikation ist. In jeder Entscheidung über Bedienwege, Darstellungsformate oder Sprache steckt auch eine Entscheidung darüber, für wen diese Technik gedacht ist und für wen nicht. Technik ist nie neutral. Sie reflektiert Annahmen über Zielgruppen, über Fähigkeiten, über Kommunikation. In diesem Sinne ist Gestaltung immer auch Beziehung. Und diese Beziehung entscheidet darüber, ob sich ein Mensch angesprochen, eingeladen, verstanden und ernst genommen fühlt.

Künstliche Intelligenz bringt neue Möglichkeiten in der Konfiguration interaktiver Systeme mit sich. Doch sie bringt auch neue Herausforderungen. Systeme, die lernen, reagieren, sprechen oder vorhersagen, sind nicht nur technische Werkzeuge, sondern strukturieren soziale Wirklichkeit. Wenn diese nicht barrierefrei gestaltet sind, entstehen neue Formen digitaler Ungleichheit. Dabei liegt gerade in der Flexibilität und Lernfähigkeit von KI ein großes Potenzial für Inklusion. Dieses Potenzial kann sich jedoch nur entfalten, wenn die Modelle konsequent nutzerzentriert und zugänglich entworfen werden. Intelligente Inklusion erfordert darum, Gestaltung nicht als technische Oberfläche zu verstehen, sondern als sozialen Prozess. Es geht nicht allein darum, was digitale Anwendungen können, sondern darum, für wen sie gedacht sind, mit wem sie entwickelt wurden und unter welchen Bedingungen sie genutzt werden können.

Künstliche Intelligenz verändert nicht nur, wie Systeme funktionieren, sondern auch, wie Menschen mit Technik in Beziehung treten. Wenn Anwendungen automatisiert Rückmeldungen geben, individuelle Vorschläge erzeugen oder sprachbasiert reagieren, verändert sich die Art der Kommunikation zwischen Mensch und Maschine. In dieser Kommunikation entstehen Bedeutungsräume, in denen Vertrauen, Verstehen und Selbstwirksamkeit eine Rolle spielen. Umso wichtiger ist es, dass diese Technologien nicht nur effizient oder innovativ sind, sondern verständlich, zugänglich und gerecht. Teilhabe an einer digitalisierten Welt bedeutet mehr als Zugang zum Internet. Sie bedeutet, digitale Werkzeuge so nutzen zu können, dass sie zu Unterstützung, Orientierung und Mitgestaltung beitragen, unabhängig von individuellen Voraussetzungen.

Barrierefreiheit ist in diesem Zusammenhang keine rein technische Disziplin. Sie ist Ausdruck einer Haltung, die davon ausgeht, dass alle Menschen Anspruch auf gleichwertige Zugänge haben. Dabei geht es nicht nur um einzelne Funktionen, sondern um die grundlegende Ausrichtung. Ein barrierefreies System ist nicht deshalb barrierefrei, weil es zusätzliche Funktionen für bestimmte Nutzergruppen enthält. Es ist barrierefrei, wenn es von Anfang an so gestaltet wurde, dass es für möglichst viele Menschen nutzbar ist. Dieses Prinzip des universellen Designs verändert den Blick auf Technikentwicklung grundlegend. Es verschiebt den Fokus von der nachträglichen Anpassung hin zur vorausdenkenden Gestaltung.

Die Relevanz dieses Perspektivwechsels zeigt sich besonders deutlich in der Entwicklung digitaler Schnittstellen. Hier entscheidet sich, ob ein Mensch ein System überhaupt bedienen kann, sei es mit den Augen, mit der Stimme, mit unterstützender Technologie oder mithilfe vereinfachter Sprache. Zugänglichkeit entsteht durch bewusste Designentscheidungen. Sie beginnt mit der Frage, wer überhaupt als Nutzer*in mitgedacht wird. Wenn Barrierefreiheit nicht von Beginn an Teil des Entwicklungsprozesses ist, wird sie zum Sonderweg. Und dieser Sonderweg ist anfällig dafür, zu spät, zu unvollständig oder gar nicht realisiert zu werden. Besonders im Feld künstlicher Intelligenz, wo Systeme aus Daten lernen, Bedeutungen interpretieren und auf sprachliche oder visuelle Reize reagieren, ist es entscheidend, dass auch Menschen mit kognitiven, sprachlichen, sensorischen oder motorischen Einschränkungen in den Entwurfsprozess einbezogen werden. Ohne diese Perspektiven bleiben viele Zugänge versperrt.

In diesem *Essential* wird Barrierefreiheit als Kernfrage digitaler Gerechtigkeit verstanden. Es geht darum, wie sich technische Systeme gestalten lassen, die alle Menschen berücksichtigen, auch jene, die bisher oft übersehen wurden. Gestaltung wird dabei als Beziehung verstanden, nicht als rein funktionale

Schnittstelle. Diese Beziehung beginnt mit der Bereitschaft, sich auf unterschiedliche Bedürfnisse, Wahrnehmungen und Lebenslagen einzulassen. Sie erfordert, dass Entwicklungsteams, Gestaltende und Organisationen nicht nur über Technik nachdenken, sondern über Menschen.

Vor diesem Hintergrund versteht sich dieses *Essential* als Teil einer größeren Reihe, die den Begriff der intelligenten Inklusion entfaltet. Während die vorangegangenen *Essentials* theoretische Grundlagen, ethische Prinzipien und systemische Risiken digitaler Technologien behandelt haben, liegt der Fokus nun auf konkreten Lebensbereichen, in denen sich ihre Auswirkungen zeigen. Barrierefreies Design steht dabei exemplarisch für den Anspruch, Technik nicht nur verständlich zu machen, sondern anpassbar, zugänglich und beziehungsfähig. Es bildet den Übergang vom normativen Denken zur konkreten Anwendung und eröffnet neue Perspektiven auf das Verhältnis zwischen Mensch und System.

Die Frage, wie Barrierefreiheit in digitalen Systemen verwirklicht werden kann, wird oft technikzentriert beantwortet. Es geht dann um Konformität mit Standards, um Kompatibilität mit Hilfsmitteln oder um formale Anforderungen an Benutzeroberflächen. So wichtig diese Aspekte sind, so deutlich wird zugleich, dass sie allein nicht ausreichen. Denn was technisch möglich ist, wird nicht zwangsläufig sozial gerecht. Ein System kann barrierefrei im engeren Sinn sein und dennoch ausschließen, wenn es nicht mit den Nutzenden entwickelt wurde, für die es gedacht ist. Ebenso kann ein System formal zugänglich sein, aber dennoch Unverständnis, Unsicherheit oder Frustration auslösen, wenn es keine Rücksicht auf sprachliche, kognitive oder kulturelle Vielfalt nimmt. Barrierefreiheit entsteht nicht allein durch technische Erfüllung, sondern durch bewusste Ausrichtung auf Beziehung, Vertrauen und Orientierung.

Gestaltung ist also mehr als Technik, sie ist Ausdruck einer Haltung. Digitale Systeme wirken nicht nur durch ihre Funktionen, sondern auch durch das, was sie vermitteln: Über Sprache, Strukturen und unausgesprochene Regeln. Damit wenden sie sich an manche Menschen, während sie andere unbeabsichtigt ausgrenzen. Diese Bedeutungen sind entscheidend: Sie prägen, ob sich Menschen einbezogen fühlen oder ob sie Distanz und Abwertung erleben. Letztlich geht es darum, ob Systeme Zugänge eröffnen oder verschließen und ob Teilhabe gelingt.

Intelligente Systeme können heute stärker denn je auf individuelle Nutzende eingehen. Sie sind in der Lage zu lernen, sich anzupassen, zu reagieren und vorausschauend zu handeln. Dieses Potenzial macht sie zugleich anfällig für gelungene wie missratene Ausrichtung. Wenn in den Trainingsdaten nur bestimmte Stimmen vorkommen, bleiben andere unsichtbar. Wenn ausschließlich typische Bedienmuster einbezogen werden, geraten abweichende Nutzungsweisen ins Hintertreffen. Und wenn die Systemlogik an Normwerten orientiert ist, führt dies zu Benachteiligungen all jener, die nicht in dieses Raster passen. Umso wichtiger ist es, solche Systeme bewusst zu entwickeln und mit ihnen eine inklusiven Haltung zu implementieren.

In den folgenden Kapiteln wird daher zunächst geklärt, was genau unter barrierefreier Gestaltung zu verstehen ist. Dabei geht es nicht nur um Begriffe, sondern um die strukturellen Rahmenbedingungen, unter denen Gestaltung stattfindet. Danach wird sichtbar gemacht, wie und wo Technik heute Menschen ausschließt, oft unbeabsichtigt, aber dennoch wirksam. Auf dieser Grundlage werden schließlich Wege aufgezeigt, wie barrierefreie Gestaltung gelingen kann, mit Prinzipien, Methoden und Beispielen, die zeigen, dass Inklusion keine abstrakte Vision ist, sondern ein konkreter Gestaltungsauftrag. Abschließend wird erkennbar, dass diese Gestaltung nur dann nachhaltig wirkt, wenn sie von einer Haltung getragen ist, die Beziehung ernst nimmt, Vielfalt anerkennt und Verantwortung nicht delegiert, sondern annimmt.

Barrierefreies Design wird in diesem *Essential* als konstitutives Element intelligenter Inklusion behandelt. Es steht beispielhaft für den Anspruch, Technik so zu gestalten, dass sie für alle Menschen nutzbar ist, nicht trotz, sondern gerade wegen ihrer Unterschiedlichkeit. Eine inklusive Konzeption schafft Zugang. Und dieser beginnt dort, wo Technik auch verstanden, genutzt und mitgestaltet werden kann.

Was barrierefreie Gestaltung bedeutet 2

2.1 Barrierefreiheit, Accessibility und Usability im Vergleich

Barrierefreiheit' ist ein Begriff, der im gesellschaftlichen Diskurs häufig verwendet, aber nur selten präzise gefasst wird. Im Alltag wird er meist mit der Abwesenheit physischer Hindernisse verbunden, etwa mit Rampen oder Aufzügen. Im digitalen Kontext knüpft man ihn hingegen oft an technische Standards, assistive Technologien oder bestimmte Benutzeroberflächen. Dabei bleibt vielfach offen, was Zugänglichkeit im engeren Sinn bedeutet, wie sie sich von verwandten Konzepten wie Accessibility oder Usability unterscheidet und warum gerade diese Differenzierungen für die Entwicklung digitaler Systeme relevant sind.

Im deutschsprachigen Diskurs bezeichnet „Barrierefreiheit" in Bezug auf digitale Medien den Anspruch, dass alle Menschen Angebote grundsätzlich nutzen können, unabhängig von ihren individuellen Voraussetzungen oder Beeinträchtigungen. Gemeint ist also die Freiheit von Zugangshindernissen, die auf physischer, sensorischer, kognitiver oder technischer Ebene entstehen können. Dieses Verständnis geht über reine Erreichbarkeit hinaus: Es umfasst ebenso Verständlichkeit, Bedienbarkeit und tatsächliche Nutzbarkeit. Zugänglichkeit wird damit zu einer umfassenden Entwicklungsaufgabe, die sämtliche Ebenen eines digitalen Systems betrifft, von Inhalten und Strukturen über Navigation und Sprache bis hin zu Interaktion und technischen Schnittstellen.

In der internationalen Fachliteratur wie auch in der Technikentwicklung hat sich zunehmend der Begriff „Accessibility" durchgesetzt. Darunter versteht man nicht allein die physische oder technische Erreichbarkeit, sondern sämtliche Bedingungen, die erfüllt sein müssen, damit Menschen digitale Systeme eigenständig nutzen können. Accessibility bezeichnet somit die Qualität eines

A. Lübken und M. Wiemer, *KI-Inklusive Systeme entwickeln*, essentials,
https://doi.org/10.1007/978-3-662-72511-5_2

Angebots im Hinblick auf seine Tauglichkeit für unterschiedliche Nutzende mit unterschiedlichen Anforderungen.

Diese Qualität zeigt sich auf mehreren Ebenen: In der visuellen Wahrnehmbarkeit, der sprachlichen Verständlichkeit, der motorischen Bedienbarkeit, der logischen Strukturierung und in der technischen Kompatibilität mit assistiven Technologien. Accessibility ist damit nicht auf technische Standards reduzierbar, sondern das Ergebnis eines Zusammenspiels von technischen Grundlagen, gestalterischen Entscheidungen und sozialen Kontexten. Sie ist ein kontinuierlicher Prozess, geprägt von Anpassung, Überprüfung und Weiterentwicklung.

Usability wiederum verweist auf ein anderes Konzept. Gemeint ist die Gebrauchstauglichkeit eines Systems und wird gemessen an Effizienz, Effektivität und Zufriedenheit während der Nutzung. Der Begriff stammt aus der Mensch-Computer-Interaktion und zielt darauf, dass eine Anwendung für die vorgesehene Zielgruppe möglichst intuitiv, lernfreundlich und störungsarm bedienbar ist.

Dabei werden dabei typische Nutzungsszenarien betrachtet, die in der Praxis besonders häufig auftreten. Der Fokus liegt auf der Optimierung bestehender Abläufe für den angenommenen durchschnittlichen Nutzenden. Spezifische Anforderungen von Menschen mit Behinderungen oder besonderen Bedarfen geraten dabei oft aus dem Blick. Usability zielt somit primär auf die Verbesserung der Handhabung, nicht automatisch auf die Sicherstellung von Zugänglichkeit für alle.

Die Begriffe Barrierefreiheit, Accessibility und Usability überschneiden sich zwar inhaltlich, unterscheiden sich jedoch in Blickrichtung und normativem Anspruch. Barrierefreiheit lässt sich als gesellschaftlich-politischer Grundsatz verstehen: Sie formuliert das Recht auf Teilhabe unabhängig von individuellen Voraussetzungen. Accessibility beschreibt die technischen und gestalterischen Bedingungen, die diese Teilhabe praktisch ermöglichen. Usability schließlich fokussiert auf die Qualität der Nutzungserfahrung, allerdings meist innerhalb eines vordefinierten, häufig begrenzten Nutzerprofils.

Barrierefreiheit fragt, ob ein System prinzipiell allen offensteht. Accessibility untersucht, wie sich diese Offenheit technisch und gestalterisch umsetzen lässt. Usability bewertet, wie reibungslos und zufriedenstellend die Interaktion im Rahmen der gegebenen Voraussetzungen gelingt. Diese Unterscheidung ist wesentlich, um digitale Anwendungen nicht nur funktional zu optimieren, sondern tatsächlich inklusiv auszurichten.

In der Praxis werden Accessibility und Usability häufig verwechselt oder sogar gleichgesetzt. Doch ein benutzerfreundliches System ist nicht automatisch barrierefrei. Eine App mit klarer Navigation und reduzierter Oberfläche mag für sehende Menschen angenehm sein, bleibt jedoch für blinde Nutzende unzugänglich, wenn sie nicht mit Screenreadern kompatibel ist. Umgekehrt kann ein formal barrierefreies Angebot, das alle technischen Standards erfüllt, in der Anwendung überfrachtet, unübersichtlich oder sprachlich schwer verständlich sein und damit gerade für Menschen mit kognitiven Einschränkungen oder geringer Lesekompetenz unbrauchbar. Barrierefreiheit ist daher kein Prüfsiegel, das sich allein durch technische Normen belegen lässt. Sie entsteht aus dem Zusammenspiel von Zugänglichkeit, Verständlichkeit und tatsächlicher Nutzbarkeit. Ein System, das zwar erreichbar, aber im Alltag als kompliziert, ausschließend oder demotivierend erlebt wird, verfehlt das Ziel inklusiver Teilhabe.

Diese Differenzierung hat weitreichende Folgen für die Entwicklung intelligenter Systeme. Künstliche Intelligenz wirkt nicht nur auf funktionaler Ebene, sondern ebenso in Kommunikation, Interaktion und Bedeutungszuweisung. Sie analysiert Sprache, generiert Vorschläge, priorisiert Informationen und passt sich an Muster an, die sie in den Daten erkennt. Damit steigen die Anforderungen an Verständlichkeit, Nachvollziehbarkeit und Bedienbarkeit erheblich.

Ein System, das Entscheidungen automatisiert oder Empfehlungen ausspricht, darf nicht allein auf technische Korrektheit reduziert werden. Es muss so gestaltet sein, dass Nutzende die Logik der Abläufe verstehen, die Tragweite von Ergebnissen einschätzen und eigene Handlungsoptionen wahren können. In diesem Kontext bedeutet Barrierefreiheit mehr als den Zugang an sich: Sie umfasst die Möglichkeit, Prozesse zu durchschauen, Einfluss zu nehmen und Kontrolle zu behalten. Nur so wird verhindert, dass digitale Systeme zwar erreichbar, aber für viele dennoch undurchsichtig bleiben.

Ein weiterer Unterschied liegt in den Bewertungsansätzen. Usability wird meist durch Nutzerbefragungen, Testszenarien oder die Auswertung von Nutzungsdaten erhoben. Accessibility orientiert sich dagegen an standardisierten Prüfverfahren, etwa den Richtlinien für barrierefreie Webinhalte. Barrierefreiheit im umfassenden Sinn entzieht sich jedoch einer rein objektiven Messung: Sie hängt von Lebensumständen, Fähigkeiten und subjektiven Wahrnehmungen der Menschen ab. Sie lässt sich nicht allein in technische Parameter übersetzen, sondern muss aus konkreten Alltagsperspektiven gedacht werden. Deshalb braucht Barrierefreiheit nicht nur Normen und Standards, sondern auch Dialog, Empathie und ein Verständnis für unterschiedliche Nutzungskontexte.

Die Abgrenzung zwischen Barrierefreiheit, Accessibility und Usability ist somit keine theoretische Spitzfindigkeit, sondern eine Grundvoraussetzung für inklusive Technikentwicklung. Nur wenn klar ist, welches Ziel verfolgt wird, können geeignete Methoden entwickelt und überprüft werden. Nur wenn Unterschiede anerkannt sind, lassen sich Missverständnisse vermeiden und Anforderungen verschiedener Gruppen berücksichtigen. Und nur wenn Barrierefreiheit als gesellschaftlicher Anspruch verstanden wird, der über technische Fragen hinausreicht, kann Gestaltung zu mehr sozialer Offenheit und Teilhabe.

Im Folgenden geht es daher nicht allein um eine Klärung der Begriffe, sondern um die Prinzipien, nach denen barrierebewusste Gestaltung von Beginn an gedacht werden kann. Bevor jedoch Lösungsansätze skizziert werden, ist zu klären, weshalb viele bestehende Systeme nicht zugänglich sind und wie Ausgrenzung durch bestimmte Gestaltungsentscheidungen entsteht. Wer Inklusion ernsthaft fördern will, muss zunächst die Bedingungen verstehen, unter denen digitale Exklusion entsteht.

2.2 Von der Sonderlösung zum universellen Design

Barrierefreiheit wurde lange als Abweichung vom Standard verstanden: Menschen mit Behinderungen galten als Ausnahme, für die spezielle Lösungen bereitgestellt werden mussten. In dieser Logik erfolgten Anpassungen meist erst, wenn Exklusion bereits eingetreten war. Systeme wurden nachträglich erweitert, etwa durch Zusatzmodule oder externe Prüfmerkmale. So entstanden punktuelle Ergänzungen, wie alternative Menüs für Menschen, die nicht mit der Maus navigieren können, oder nachgelieferte Textbeschreibungen für blinde Nutzende, während die grundlegende Systemlogik unverändert blieb.

Diese Nachbesserungslogik erzeugt eine asymmetrische Beziehung zwischen System und Nutzenden: Wer von Anfang an berücksichtigt ist, nutzt es selbstverständlich; wer erst nachträglich bedacht wird, erlebt sich als Sonderfall. Gestaltung vermittelt damit eine Sprache der Normalität, in der bestimmte Nutzungsweisen als Standard gelten und alles Abweichende gesondert angefordert oder aktiviert werden muss. Diese Differenz wirkt nicht nur technisch, sondern auch sozial, indem sie signalisiert, dass nicht alle gleichermaßen gemeint sind.

Vor diesem Hintergrund entstand das Konzept des universellen Designs. Es setzt darauf, Systeme von Beginn an so zu entwickeln, dass sie von möglichst vielen Menschen ohne Zusatzlösungen nutzbar sind. Gemeint ist nicht, dass alle Menschen gleich behandelt werden oder jedes Angebot identisch funktionieren muss, sondern dass Verschiedenheit in Bedürfnissen und Fähigkeiten zum Ausgangspunkt der Gestaltung wird. Systeme sollen so angelegt sein, dass sie einer breiten Nutzerbasis entgegenkommen, ohne Ausgrenzung, ohne Sonderwege.

Das Prinzip des universellen Designs verändert den Blick auf Entwicklung grundlegend: Der Fokus verschiebt sich von Defizitorientierung zu Unterschiedsfreundlichkeit. Es geht nicht mehr darum, welche zusätzlichen Hilfen bestimmte Nutzende benötigen, sondern darum, welche Anforderungen Systeme erfüllen müssen, damit sie für möglichst viele Menschen funktionieren. Die Verantwortung für Zugänglichkeit liegt damit nicht bei den Nutzenden, die sich anpassen oder Unterstützung organisieren müssen, sondern bei denjenigen, die gestalten. Zugänglichkeit wird so zu einer sozialen Aufgabe und nicht zu einer technischen Kür.

Universelles Design verbindet gestalterische Offenheit mit einer normativen Haltung. Es erkennt an, dass Technik nie neutral ist, sondern gesellschaftliche Erwartungen, Normen und Grenzen mitformt. Orientiert sie sich an einer homogenen Zielgruppe, entstehen Exklusionen; begreift sie Unterschiedlichkeit als konstitutives Element, entstehen Zugänge. Universelles Design ist dabei kein starres Regelwerk, sondern ein Orientierungsrahmen, der Fragen an die Entwicklung stellt: Wer wird mitgedacht? Welche Voraussetzungen werden erwartet? Welche Alternativen sind vorgesehen? Und welche Anpassungen erübrigen sich, weil sie bereits integriert sind?

In der Praxis bedeutet universelles Design nicht, dass ein System für alle Menschen identisch funktionieren muss. Vielmehr sollen seine Grundstrukturen so offen angelegt sein, dass unterschiedliche Nutzungsweisen möglich sind. Das kann heißen, dass Texte sowohl gelesen als auch gehört werden können, dass Eingaben über Sprache, Tastatur oder Bewegung erfolgen oder dass Informationen parallel visuell, auditiv und symbolisch bereitgestellt werden. Vielfalt ist hier kein Zusatz, sondern ein integraler Bestandteil. Systeme richten sich nicht an eine fiktive Durchschnittsperson, sondern an reale Menschen mit unterschiedlichen Voraussetzungen.

Ein wesentlicher Vorteil liegt darin, dass universelles Design nicht nur Menschen mit Behinderungen zugutekommt. Barrierearme Strukturen unterstützen ebenso ältere Personen, Kinder, Menschen mit temporären Einschränkungen oder mit begrenzten Sprachkenntnissen. Kontrastreiche Bildschirme helfen nicht nur Sehbehinderten, sondern auch allen, die bei starkem Licht arbeiten. Leicht verständliche Sprache erleichtert nicht nur Menschen mit Lernschwierigkeiten den Zugang, sondern auch Personen in Stress- oder Belastungssituationen. Universelles Design steigert damit die Zugänglichkeit insgesamt, ohne dass einzelne Gruppen benachteiligt werden.

Zugleich bedeutet universelles Design keine vollständige Abdeckung aller individuellen Bedürfnisse. Es ersetzt assistive Technologien nicht und kann spezifische Anforderungen nicht vollständig erfüllen. Aber es legt eine gemeinsame

Basis, auf der individuelle Ergänzungen sinnvoll aufbauen können. Es verringert den Bedarf nachträglicher Anpassungen und verhindert, dass Systeme von Beginn an exkludierend wirken.

Diese Denkweise stellt Anforderungen an den Entwicklungsprozess. Sie erfordert interdisziplinäre Zusammenarbeit, frühe Einbindung unterschiedlicher Nutzerperspektiven und eine Offenheit für iterative Verbesserung. Universelles Design gelingt nicht durch einmalige Entscheidungen, sondern durch kontinuierliches Lernen. Es braucht nicht nur technische Kompetenz, sondern auch soziale Sensibilität. Entwickler müssen lernen, sich in andere Lebensrealitäten hineinzuversetzen, Wahrnehmungslücken zu erkennen und Feedback als Ressource zu verstehen. Entwicklung wird dadurch differenzierter und gerechter.

Universelles Design ist damit weit mehr als ein technischer Ansatz. Es ist eine Haltung, die anerkennt, dass Technologien nicht nur funktionieren, sondern auch Bedeutungen erzeugen. Sie prägen das Selbstverständnis der Nutzenden, ihr Vertrauen in Systeme und ihre Möglichkeiten, das eigene Leben aktiv zu gestalten. In einer digitalisierten Welt ist diese Wirkung entscheidend: Wer ausgeschlossen wird, verliert Anschluss in wesentlichen Lebensbereichen. Wer von Beginn an mitgedacht ist, erfährt dagegen, dass Unterschiedlichkeit nicht als Hindernis gilt, sondern als Ausgangspunkt für Gestaltung.

2.3 Rechtliche und normative Grundlagen barrierefreier Gestaltung

Barrierefreiheit ist nicht nur eine Frage technischer Umsetzung oder ethischer Haltung, sondern auch rechtlich verankert. Nationale und internationale Regelwerke verpflichten öffentliche Einrichtungen, Unternehmen und Dienstleistende, ihre Angebote so zu gestalten, dass sie allen Menschen offenstehen. Diese Pflicht bezieht sich nicht nur auf bauliche Strukturen oder analoge Kommunikation, sondern ausdrücklich auch auf digitale Produkte, Plattformen und Dienstleistungen. Wer digitale Systeme entwickelt, trägt somit auch eine rechtliche Verantwortung gegenüber Menschen mit unterschiedlichen Voraussetzungen. Grundlage dieser Verpflichtung ist nicht allein einzelnes Fachrecht, sondern ein übergeordnetes Verständnis von Teilhabe, Gleichstellung und Inklusion.

Den zentralen völkerrechtlichen Rahmen bildet die Behindertenrechtskonvention der Vereinten Nationen (UN-BRK). Sie wurde 2006 verabschiedet und verpflichtet die Vertragsstaaten, die volle, wirksame und gleichberechtigte

Teilhabe von Menschen mit Behinderungen in allen Lebensbereichen zu gewährleisten. In Artikel 9 wird ausdrücklich die Zugänglichkeit von Informations- und Kommunikationstechnologien sowie digitalen Diensten hervorgehoben.

Die Staaten müssen sicherstellen, dass digitale Systeme nicht nur erreichbar, sondern auch verständlich und bedienbar sind. Die Konvention verpflichtet dazu, Barrieren zu identifizieren und abzubauen, verbindliche Standards zu entwickeln und den Zugang durch geeignete Maßnahmen zu fördern. Damit ist Barrierefreiheit nicht als technische Zusatzoption definiert, sondern als einklagbares Recht auf gleichberechtigte Teilhabe.

In der Europäischen Union ist digitale Barrierefreiheit seit Jahren Teil gesetzgeberischer Initiativen. Eine zentrale Grundlage bildet die sogenannte Web Accessibility Directive, die seit 2016 in Kraft ist. Sie verpflichtet öffentliche Stellen, ihre Webseiten, mobilen Anwendungen und digitalen Verwaltungsangebote barrierefrei zu gestalten. Maßstab sind die international anerkannten Web Content Accessibility Guidelines in ihrer jeweils aktuellen Fassung. Diese definieren vier Prinzipien: Inhalte müssen wahrnehmbar, bedienbar, verständlich und robust sein, die den Kern moderner Barrierefreiheitsstandards bilden und konkrete Kriterien für technische, gestalterische und funktionale Umsetzung vorgeben.

Ergänzt wurde die Richtlinie durch den European Accessibility Act, der 2019 verabschiedet wurde und dessen Umsetzung in den Mitgliedsstaaten verbindlich ist. Anders als die Web Accessibility Directive bezieht sich dieser Rechtsakt nicht nur auf den öffentlichen Sektor, sondern auch auf bestimmte Produkte und Dienstleistungen im privaten Bereich. Dazu gehören etwa E-Commerce-Plattformen, Geldautomaten, Bankdienste, Ticketautomaten, E-Books und Telekommunikationsdienste. Ziel ist es, einen einheitlichen Binnenmarkt für barrierefreie Produkte zu schaffen und den Zugang zu digitalen Angeboten auch im wirtschaftlichen Raum zu verbessern. Der European Accessibility Act verlangt von Anbietenden, dass ihre Produkte grundlegende Anforderungen an Barrierefreiheit erfüllen und mit unterstützenden Technologien kompatibel sind. Auch hier dienen die Richtlinien des World Wide Web Consortium als Referenz.

In Deutschland wurde der rechtliche Rahmen durch mehrere Gesetze konkretisiert. Das Behindertengleichstellungsgesetz definiert Barrierefreiheit als gleichberechtigten Zugang zu allen Lebensbereichen. Es verpflichtet staatliche Stellen, ihre Angebote barrierefrei zu gestalten, und legt Grundsätze für die barrierefreie Informationstechnik fest. Ergänzt wird es durch die Barrierefreie-Informationstechnik-Verordnung, die technische Einzelheiten regelt und auf die aktuellen Webstandards verweist. Öffentliche Einrichtungen des Bundes müssen demnach sicherstellen, dass ihre digitalen Angebote auch für Menschen mit sensorischen, kognitiven oder motorischen Einschränkungen zugänglich sind. Für die Länder gelten vergleichbare Vorgaben in den jeweiligen Landesgesetzen.

Mit dem Barrierefreiheitsstärkungsgesetz hat Deutschland die Vorgaben des European Accessibility Act in nationales Recht überführt. Es verpflichtet Unternehmen in bestimmten Bereichen ab dem Jahr 2025 dazu, ihre digitalen Produkte und Dienstleistungen barrierefrei anzubieten. Dabei geht es nicht nur um gesetzliche Vorschriften, sondern auch um eine neue Sichtweise auf wirtschaftliche Verantwortung. Barrierefreiheit wird zur Voraussetzung für Marktzugang, Innovationsfähigkeit und Kundenbindung. Unternehmen, die barrierefrei gestalten, handeln nicht nur gesetzeskonform, sondern stärken ihre Wettbewerbsfähigkeit und zeigen gesellschaftliche Verantwortung.

Neben gesetzlichen Regelungen existieren auch normative Standards, die für die Praxis der Gestaltung bedeutsam sind. Die Web Content Accessibility Guidelines, entwickelt vom World Wide Web Consortium, geben international anerkannte Kriterien vor. Sie definieren konkrete Anforderungen an Texte, Bilder, Navigation, Farbgestaltung, Interaktion und Struktur digitaler Inhalte. Die Richtlinien basieren auf vier Prinzipien: Inhalte sollen für alle Nutzende wahrnehmbar, bedienbar, verständlich und robust sein. Diese Prinzipien sind unabhängig vom technischen System und lassen sich auf unterschiedlichste Kontexte übertragen. Die WCAG sind mittlerweile in vielen Ländern rechtlich verbindlich und bilden die Grundlage für Zertifizierungen, Audits und Qualitätsprüfungen.

Auch in Deutschland existieren ergänzende Standards, etwa die BITV-Testkriterien oder Empfehlungen der Deutschen Blindenstudienanstalt. Sie konkretisieren, wie barrierefreie Gestaltung in der Praxis überprüft werden kann. Darüber hinaus bieten verschiedene Organisationen Werkzeuge, Checklisten und Beratungsangebote an, um Gestaltende bei der Umsetzung barrierefreier digitaler Angebote zu unterstützen. Diese Angebote sind hilfreich, ersetzen aber nicht die Notwendigkeit, Barrierefreiheit als integralen Bestandteil des Entwicklungsprozesses zu begreifen. Denn Prüfverfahren können nur feststellen, ob bestimmte Kriterien erfüllt sind. Sie sagen nichts darüber aus, ob ein System tatsächlich als zugänglich erlebt wird.

Rechtliche und normative Vorgaben bilden den Rahmen, in dem barrierefreie Gestaltung stattfindet. Sie geben Orientierung, schaffen Verbindlichkeit und schützen die Rechte von Nutzenden. Gleichzeitig zeigen sie aber auch die Grenzen technischer Normierung. Denn kein Gesetz, keine Richtlinie und kein Standard kann vorwegnehmen, welche Barrieren im Alltag tatsächlich zum Tragen kommen. Dazu braucht es die Perspektive der Betroffenen, die Erfahrung aus der Nutzung und den kontinuierlichen Dialog zwischen Entwicklung, Anwendung und Reflexion. Barrierefreiheit lässt sich nicht abschließend kodifizieren. Sie bleibt eine Gestaltungsaufgabe, die juristische Regeln respektiert, aber nicht in ihnen aufgeht.

Barrierefreie Gestaltung ist daher nicht nur gesetzliche Pflicht, sondern auch Ausdruck von Verantwortung. Sie zeigt, wie sich abstrakte Prinzipien wie Gleichheit, Gerechtigkeit und Teilhabe konkret in Technik übersetzen lassen. Die rechtlichen Grundlagen bieten dafür die notwendige Struktur. Doch erst durch die Verbindung mit ethischem Bewusstsein, sozialer Sensibilität und professioneller Gestaltungspraxis entsteht eine digitale Umwelt, in der niemand ausgeschlossen wird.

Wenn Technik ausschließt 3

3.1 Digitale Hürden im Alltag mit ihren konkreten Ausschlusswirkungen

Ob Informationssuche, Mobilität, Kommunikation, Bildung, Bankgeschäfte oder Gesundheitsdienste, nahezu alle Lebensbereiche sind heute digital durchdrungen. Wer an diesen Angeboten nicht teilnehmen kann, verliert zunehmend den Anschluss an gesellschaftliche Prozesse. Besonders für Menschen mit Behinderung wird der Zugang zu digitalen Systemen damit zu einer wichtigen Frage von Selbstbestimmung und Teilhabe. Doch genau dieser Zugang ist häufig erschwert oder ganz versperrt. Trotz technischer Fortschritte bestehen nach wie vor zahlreiche Hürden, die die Nutzung digitaler Angebote einschränken oder unmöglich machen. Diese Hürden entstehen durch konkrete Gestaltungsentscheidungen, durch fehlende Rücksicht auf Vielfalt und durch normative Vorstellungen davon, was als typische Nutzung gilt.

Ein häufiges Beispiel ist die visuelle Gestaltung von Benutzeroberflächen. Viele Anwendungen arbeiten mit geringen Farbkontrasten, kleinen Schriftgrößen oder ausschließlich visuellen Navigationssymbolen. Für Menschen mit Sehbeeinträchtigung bedeutet das, dass sie Inhalte nur mit großer Anstrengung oder gar nicht erfassen können. Wenn Bildinhalte keine textlichen Alternativen enthalten oder Videos ohne Untertitel und Audiodeskription angeboten werden, bleiben wesentliche Informationen unzugänglich. Dabei handelt es sich nicht um Randphänomene. Millionen Menschen in Deutschland leben mit eingeschränktem Sehvermögen, sei es dauerhaft oder altersbedingt. Wenn digitale Inhalte diese Realität ignorieren, entsteht Exklusion, nicht aus technischer Notwendigkeit, sondern durch gestalterische Nachlässigkeit.

A. Lübken und M. Wiemer, *KI-Inklusive Systeme entwickeln*, essentials,
https://doi.org/10.1007/978-3-662-72511-5_3

Auch die Steuerung digitaler Systeme kann zur Barriere werden. Viele Anwendungen setzen eine präzise Maussteuerung voraus, erwarten schnelle Reaktionen oder nutzen komplexe Gesten auf Touchscreens. Für Menschen mit motorischen Einschränkungen, etwa bei Lähmungen, Muskelkrankheiten oder chronischen Erkrankungen, sind solche Steuerungsformen schwer oder gar nicht nutzbar. Wenn Alternativen fehlen, etwa Tastaturbedienung, Sprachsteuerung oder adaptive Eingabemethoden, bleibt das System verschlossen. Der Zugang scheitert nicht am Interesse oder der Kompetenz der Nutzerin, sondern an der mangelnden Offenheit des Designs. Technik, die nicht mitgedacht wurde, wird zur Technik, die nicht mitgenutzt werden kann.

Kognitive Barrieren zeigen sich häufig in der Informationsarchitektur digitaler Systeme. Unübersichtliche Strukturierung der Inhalte, eine unnötig komplizierte Sprache oder eine Navigation, die nicht nachvollziehbar ist, führt dazu das viele Menschen die Orientierung verlieren. Besonders Menschen mit Lernschwierigkeiten, bestimmten neurologischen Erkrankungen oder geringer Lesekompetenz stoßen hier auf Hürden, die sich nicht durch technisches Wissen überwinden lassen. Eine Plattform, die auf Fachsprache basiert, keine klaren Menüstrukturen bietet und häufige Kontextwechsel erfordert, kann als chaotisch, entmutigend oder überfordernd erlebt werden. In solchen Fällen entsteht eine symbolische Ausgrenzung. Die Nutzenden sehen sich einem System gegenüber, das sie nicht unterstützt und nicht einlädt.

Auch sprachliche Barrieren spielen eine wichtige Rolle. Viele Anwendungen setzen ein hohes Sprachverständnis voraus, verwenden Fachbegriffe, Anglizismen oder unklare Formulierungen. Menschen mit geringen Sprachkenntnissen, mit kognitiven Einschränkungen oder mit Sprachverarbeitungsstörungen haben in solchen Fällen Schwierigkeiten, Inhalte zu verstehen oder Aufgaben korrekt auszuführen. Wenn zusätzlich keine Unterstützung in leichter oder einfacher Sprache angeboten wird, bleibt die Anwendung verschlossen. Dies betrifft nicht nur Webseiten, sondern auch Chatbots, Servicehotlines, automatisierte Formularassistenten oder Spracherkennungssysteme. Sobald diese Systeme nicht auf variierende Sprechweise, reduzierte Satzstruktur oder alternative Ausdrucksweisen reagieren, entsteht Ausschluss.

Hinzu kommen Kombinationen von Barrieren, die sich gegenseitig verstärken. Ein Beispiel ist eine Online-Anmeldung zu einer medizinischen Untersuchung, die nur über ein komplexes Formular mit Zeitdruck, per Touchbedienung und ohne Vorlesefunktion möglich ist. Wer schlecht sieht, langsam tippt, sich sprachlich schwertut oder keine stabile Internetverbindung hat, wird an diesem Angebot scheitern. Das ist keine individuelle Schwäche, sondern eine systemische Fehlgestaltung. Der Ausschluss ist strukturell angelegt, weil bestimmte Voraussetzungen unausgesprochen angenommen werden: Gute Augen, flüssiges Lesen, feine Motorik, schnelles Verstehen, technische Routine. Wer diese Voraussetzungen nicht erfüllt, wird nicht aktiv ausgeschlossen, sondern passiv übergangen.

Auch die Interaktion mit künstlicher Intelligenz kann neue Barrieren schaffen. Sprachassistenten, die nur auf standardisierte Ausdrucksformen reagieren, erkennen Personen mit Dialekten, Artikulationsbesonderheiten oder alternativer Sprechweise oft nicht. Systeme, die auf statistischen Wahrscheinlichkeiten beruhen, setzen häufig typische Verhaltensmuster voraus und reagieren irritiert, wenn diese Muster nicht erkannt werden. Ein Mensch, der langsam spricht, ungewöhnliche Pausen macht oder in nicht-linearen Satzstrukturen denkt, wird in vielen Fällen nicht verstanden. Das System bricht ab, gibt keine Rückmeldung oder liefert unpassende Ergebnisse. In solchen Momenten entsteht nicht nur technische Frustration, sondern auch ein Gefühl der Abwertung. Die Technik signalisiert: Du wirst nicht erkannt, du passt nicht ins Schema, du bist nicht vorgesehen.

Diese Erlebnisse führen häufig zu Rückzug, Misstrauen oder zur vollständigen Vermeidung digitaler Angebote. Die betroffene Person verzichtet auf Teilhabe, obwohl sie technisch möglich wäre. Die Entscheidung gegen digitale Nutzung ist dann kein Ausdruck von Technikfeindlichkeit oder fehlender Kompetenz, sondern eine Folge negativer Erfahrungen. Wer mehrfach erlebt hat, dass Technik versagt, nicht reagiert oder Unverständnis erzeugt, entwickelt eine Abwehrhaltung. Diese Haltung ist nicht irrational, sondern rational begründet. Sie schützt vor Enttäuschung, Überforderung und dem Verlust von Selbstwirksamkeit. Digitale Ausgrenzung hat damit nicht nur funktionale, sondern auch emotionale Folgen.

Denkbar ist zum Beispiel der Einsatz einer Gesundheits-App, die Vitalwerte aufzeichnet, Medikamentenerinnerungen sendet und Rückfragen per Spracherkennung beantwortet. Für viele Nutzende kann diese Anwendung eine große Unterstützung darstellen. Für eine Person mit motorischen Einschränkungen, Sprachstörung und kognitiven Belastungen hingegen wird die gleiche App zur ständigen Quelle der Frustration. Die Bedienung scheitert an kleinen Schaltflächen, unflexiblen Interaktionen und sprachlichen Anforderungen. Die Erinnerungen werden als Druck erlebt, die Rückfragen bleiben unbeantwortet, die Auswertung ist unverständlich. Die App, die eigentlich Unterstützung bieten sollte, führt zur Verunsicherung und wird letztlich deaktiviert. Hier wird deutlich, wie sehr Exklusion das Ergebnis von mangelnder Berücksichtigung unterschiedlicher Bedürfnisse ist.

All diese Beispiele zeigen: Barrieren entstehen nicht durch die Menschen, die Technik nutzen, sondern durch die Technik, die bestimmte Menschen nicht berücksichtigt. Die Verantwortung dafür liegt nicht bei den Betroffenen, sondern bei denjenigen, die Technik entwickeln und bereitstellen.

3.2 Unsichtbare Normen und stereotype Nutzerbilder

Digitale Systeme entstehen innerhalb gesellschaftlicher Kontexte, wirtschaftlicher Zwänge, kultureller Deutungsmuster und technologischer Möglichkeiten. Gleichzeitig spiegeln sie Annahmen über die Menschen wider, für die sie gedacht sind. In jeder Benutzeroberfläche, in jeder Interaktion, in jedem algorithmischen Vorschlag steckt ein Bild davon, wer die Nutzenden sind, was sie können sollen, wie sie denken und wie sie sich verhalten. Diese Nutzerbilder strukturieren Entscheidungen darüber, welche Funktionen angeboten werden, welche Zugänge vorgesehen sind und welche Kommunikationsformen verwendet werden. Problematisch wird dies dann, wenn diese Nutzerbilder einseitig, normativ oder stereotyp sind.

Ein wesentliches Problem besteht darin, dass viele Systeme auf einem impliziten Idealnutzer beruhen. Dieser Idealnutzer ist meist jung, technisch versiert, sprachlich kompetent, schnell in der Auffassung, visuell orientiert, beidhändig motorisch fähig, auditiv uneingeschränkt und kognitiv belastbar. Er interagiert problemlos mit Bildschirmen, versteht komplexe Menüstrukturen, navigiert sicher durch verschachtelte Systeme, reagiert schnell auf visuelle oder akustische Signale und kann Eingaben mühelos tätigen. Dieses Bild ist weder neutral noch realistisch. Es entspricht einem statistisch konstruierten Durchschnitt, der reale Vielfalt und Diversität ausblendet. Wer von diesem Bild abweicht, wird still nicht mitgedacht.

Diese impliziten Normen zeigen sich auf allen Ebenen der Gestaltung. Wenn etwa ein Formular voraussetzt, dass Vor- und Nachnamen eindeutig getrennt und dauerhaft identisch sind, dann werden Menschen mit wechselnden Namenssystemen, mehreren Sprachen oder kulturell anderen Namenskonventionen irritiert. Wenn Websites voraussetzen, dass Informationen nur über scrollbare Textabschnitte oder Pop-up-Menüs erreichbar sind, dann werden Menschen mit motorischen oder visuellen Einschränkungen ausgeschlossen. Wenn Anwendungen eine schnelle Reaktion erwarten oder eine Session automatisch beenden, weil keine unmittelbare Eingabe erfolgt, dann verlieren viele Menschen mit kognitiven Einschränkungen den Zugriff. Die Technik sagt nicht offen, wer gemeint ist, aber sie handelt so, als wären alle gleich.

Diese Gleichförmigkeit betrifft nicht nur körperliche Fähigkeiten, sondern auch Denkstile, Sprachformen und kulturelle Erwartungen. Systeme, die auf linear-logisches Denken ausgerichtet sind, überfordern Menschen mit assoziativen oder visuellen Lernstilen. Systeme, die ausschließlich in Standarddeutsch oder Hochsprache kommunizieren, erschweren den Zugang für Menschen mit Dialekten, einfacher Sprache oder nichtdeutscher Erstsprache. Systeme, die keine

Rückmeldungen geben, wenn Eingaben falsch sind, signalisieren, dass Fehler nicht vorgesehen sind. In all diesen Fällen wird deutlich: Nicht die Vielfalt der Nutzenden wird abgebildet, sondern eine bestimmte Vorstellung von Normalität durchgesetzt.

Diese Vorstellung von Normalität ist selten bewusst gewählt. Sie ergibt sich aus Konventionen, Vorannahmen und sozialen Routinen. Viele Personen in der Technikentwicklung orientieren sich an dem, was sie selbst nutzen würden, was sie als effizient empfinden oder was als bewährte Lösung gilt. In der Praxis bedeutet das oft: Schnelle Klickpfade, reduzierte Bedienflächen, hohe Informationsdichte und minimalistisches Design. Was für technikaffine Menschen funktional wirkt, ist für andere unübersichtlich oder unverständlich und verlangt, dass sich die Nutzenden an die Technik anpassen.

Ein fiktives Beispiel kann dies verdeutlichen: Denkbar ist ein digitales Schulungssystem, das Mitarbeitende in der Pflege durch interaktive Module weiterbilden soll. Die Oberfläche ist visuell ansprechend, die Inhalte sind textbasiert, die Navigation erfolgt über kleine Symbole am Bildschirmrand. Die Bedienung setzt schnelle Klickreaktionen voraus, die Sprache ist abstrakt und die Tests zur Überprüfung des Lernfortschritts verlangen präzise schriftliche Eingaben. Für viele Pflegekräfte mit praktischer Erfahrung, aber ohne hohe Lesegeschwindigkeit oder technisches Selbstverständnis, wird diese Anwendung zur Barriere. Nicht, weil sie den Inhalt nicht verstehen würden, sondern weil die Gestaltung ein Nutzerbild voraussetzt, das sie nicht erfüllen. Die App ist nicht defekt, sie ist nicht offen.

Auch die vermeintliche Objektivität von Algorithmen schützt nicht vor normativen Verzerrungen. Algorithmen lernen aus vorhandenen Daten, und diese Daten spiegeln bestehende Strukturen, Präferenzen und Ausschlüsse. Wenn Trainingsdaten überwiegend von jungen, weißen, männlichen, technisch versierten Nutzergruppen stammen, dann verfestigen sich deren Kommunikationsstile, Interaktionsmuster und Prioritäten. Andere Gruppen erscheinen im System seltener, werden schlechter erkannt oder erhalten unpassende Vorschläge. Die Technik diskriminiert nicht willentlich, aber systematisch. Sie erkennt das, was oft vorkommt, besser als das, was seltener ist. Und sie wertet das, was von der Norm abweicht, als Abweichung, nicht als legitime Variante.

Diese unsichtbaren Normen wirken besonders nachhaltig, weil sie schwer erkennbar sind. Sie sind nicht sichtbar wie fehlende Untertitel oder nicht bedienbare Schaltflächen. Sie äußern sich in der Art, wie ein System spricht, wen es adressiert, wie es reagiert und was es voraussetzt. Ihre Wirkung zeigt sich nicht in Fehlermeldungen, sondern in dem Gefühl, nicht gemeint zu sein. Wer sich in der Sprache, der Logik oder der Struktur eines Systems nicht wiederfindet, erlebt nicht nur technische Frustration, sondern auch soziale Distanz. Die Technik spricht in einer Sprache, die nicht die eigene ist.

Eine kritische Reflexion dieser Nutzerbilder ist deshalb unverzichtbar, wenn digitale Systeme inklusiv gestaltet werden sollen. Es reicht nicht aus, bestehende Interfaces zu optimieren oder zusätzliche Optionen einzubauen. Vielmehr muss gefragt werden, auf welchen Bildern von Nutzenden die Systeme basieren, welche Erwartungen sie formulieren und welche Körper, Denkweisen und Kommunikationsformen sie als selbstverständlich behandeln. Diese Fragen sind nicht nur theoretisch. Sie entscheiden darüber, wer ausgeschlossen bleibt.

Die Auseinandersetzung mit stereotypen Nutzerbildern ist keine Randfrage, sondern eins der wesentlichen Themen der digitalen Inklusion. Nur wenn Technik die Vielfalt menschlicher Erfahrungen anerkennt und abbildet, kann sie zu einem Werkzeug der Teilhabe werden. Dazu braucht es ein Bewusstsein für die impliziten Normen, die in der Gestaltung wirksam werden. Technik soll nicht voraussetzen, dass Menschen gleich sind, sondern anerkennen, dass sie verschieden sind. Erst dann kann Gestaltung wirklich öffnen, nicht nur technisch, sondern auch sozial.

3.3 Fehlende Repräsentanz in Entwicklung und Test

Digitale Systeme spiegeln die Entscheidungen und Prioritäten ihrer Entwicklungsteams. Unsichtbar bleibt dabei oft, wessen Perspektiven fehlen. Exklusion beginnt deshalb nicht erst beim fertigen Produkt, sondern bereits im Entstehungsprozess: Was nicht vorkommt, wird nicht berücksichtigt, weder in den Anforderungen noch in den Erprobungen.

Besonders sichtbar wird dies an der Zusammensetzung vieler Entwicklungsteams. Digitale Produkte entstehen überwiegend in homogenen Gruppen, oft geprägt von jüngeren, hochgebildeten, technikaffinen Personen mit ähnlichen Lebens- und Nutzungserfahrungen. Ihre Sichtweisen und Routinen beeinflussen maßgeblich, wie ein System konzipiert wird. Fehlen darin Menschen mit Behinderungen, ältere Personen, Menschen mit Migrationsgeschichte, geringerer formaler Bildung oder nicht standardisierten Biografien, fehlen auch deren Fragen, Begriffe und Alltagsperspektiven. Das Ergebnis sind Systeme, die für manche gut funktionieren, für andere jedoch unzugänglich bleiben.

Auch in der Erprobung zeigt sich ein strukturelles Defizit: Digitale Systeme werden meist mit einem homogenen Kreis von Testpersonen geprüft, häufig technikaffine Menschen mit schneller Auffassungsgabe und standardisierten Nutzungserfahrungen. Personen mit besonderen Anforderungen bleiben oft außen vor, weil ihre Einbeziehung als zu aufwendig gilt oder vermeintlich das Ergebnis verfälschen könnte. Gerade ihre Rückmeldungen wären jedoch entscheidend, um verborgene Barrieren sichtbar zu machen. Wird nur das Erwartbare überprüft, bleibt Unsichtbares unsichtbar und Systeme werden als funktional validiert, obwohl sie faktisch nur für einen Teil der Bevölkerung nutzbar sind.

Ein Beispiel verdeutlicht diese Problematik: Denkbar ist die Entwicklung eines digitalen Buchungssystems für Arzttermine. In der Entwicklung werden typische Nutzerprofile erstellt, die davon ausgehen, dass betreute Personen über eine stabile Internetverbindung verfügen, ein Smartphone nutzen, flüssig lesen und schreiben können, mit Touchbedienung vertraut sind und keine Schwierigkeiten im Sprachverständnis haben. Die Benutzeroberfläche wird entsprechend gestaltet. Die Tests erfolgen mit jungen Erwachsenen ohne Beeinträchtigungen, die innerhalb weniger Minuten alle Eingaben vornehmen. Das System funktioniert reibungslos. Doch sobald eine Nutzerin mit motorischen Einschränkungen, geringer Lesekompetenz oder mit einem älteren Gerät die Plattform nutzt, kommt es zu Abbrüchen, Missverständnissen oder Fehlbuchungen. Die Technik ist nicht grundsätzlich fehlerhaft, aber sie wurde nicht für diese Menschen entwickelt und auch nicht mit ihnen.

Ein weiteres Problem ist die begrenzte Repräsentanz in den verwendeten Datenbeständen. Wenn diese Daten vorwiegend aus Quellen stammen, die bestimmte Gruppen überrepräsentieren und andere kaum abbilden, entstehen algorithmische Verzerrungen. Systeme lernen dann, was häufig vorkommt, und ignorieren, was selten ist. Menschen mit atypischem Sprechverhalten, mit unkonventionellen Bewegungsmustern, mit seltenen Diagnosen oder nicht standardisierter Interaktion erscheinen in diesen Daten kaum. Folglich erkennen sie die Systeme schlechter, interpretieren ihre Eingaben falsch oder bieten keine passenden Optionen an. Das liegt nicht an einem Defizit der Nutzenden, sondern an einem strukturellen Mangel an Repräsentanz.

Auch in der Projektplanung spiegelt sich diese Schieflage. Zeit- und Budgetvorgaben sind oft so gestaltet, dass umfassende Testphasen mit vielfältigen Nutzergruppen als entbehrlich gelten. In vielen Organisationen fehlt das Wissen, wie inklusives Testen überhaupt organisiert werden kann. Die Einbindung von Menschen mit Behinderung wird als Sonderaufwand betrachtet, nicht als selbstverständlicher Teil guter Entwicklungspraxis. In solchen Fällen entscheidet nicht die Bedeutung einer Perspektive über ihre Berücksichtigung, sondern der vermeintliche Aufwand. So werden Bedürfnisse, die nicht der Norm entsprechen aus organisatorischer Blindheit systematisch übersehen.

Eine tiefere Ursache liegt in der Logik vieler technischer Entwicklungsprozesse selbst. Agile Methoden, wie sie heute in der Softwareentwicklung üblich sind, setzen auf schnelle Iteration, Feedbackzyklen und kontinuierliche Anpassung. Doch wenn die ersten Iterationen bereits auf ein enges Nutzerbild zugeschnitten sind, reproduzieren spätere Anpassungen diese eingeschränkte Perspektive. Die Nutzenden, die früh nicht mitgedacht wurden, werden später kaum mehr erreicht. In der Sprache der Entwicklung gilt sie dann als „Edge Case", also als Sonderfall außerhalb des Zielbereichs. Doch was als Randerscheinung gilt, ist oft nur deshalb randständig, weil es nie in den Mittelpunkt gerückt wurde.

Die Folgen dieser Repräsentationslücken sind vielfältig. Sie reichen von schlechter Nutzbarkeit über Fehlfunktionen bis hin zu Gefühlen der Unsicherheit und Frustration. Wenn ein Mensch merkt, dass ein System für ihn nicht funktioniert, fragt er sich nicht immer, ob das System schlecht gestaltet ist, sondern oft, ob er selbst versagt hat. Diese Umkehrung von Verantwortung ist besonders problematisch, weil sie technikvermittelte Ausgrenzung individualisiert. Die Erfahrung, nicht gemeint zu sein, bleibt nicht ohne Wirkung. Sie prägt den Zugang zu digitalen Medien, das Vertrauen in Technik und das Gefühl, gesellschaftlich ausgeschlossen zu sein.

Um diese Dynamik zu verstehen, genügt es nicht, auf fertige Produkte zu blicken. Es muss gefragt werden, wer zu welchem Zeitpunkt Entscheidungen trifft, wer mitgestalten darf, wer Feedback geben kann und wer überhaupt als relevante Nutzende gilt. Solange Vielfalt nicht als Ressource in Entwicklung und Test begriffen wird, bleibt Inklusion ein nachträgliches Anliegen. Nur durch echte Repräsentanz in allen Phasen der Gestaltung kann verhindert werden, dass Technik nur für jene gut funktioniert, die den impliziten Annahmen der Entwickelnden am nächsten kommen.

3.4 Sprache, Struktur und Steuerung als Barriere

Digitale Systeme leben von ihrer Schnittstelle zum Menschen. In der Sprache, in der logischen Struktur und in der Art der Bedienung entscheidet sich, ob eine Anwendung zugänglich und nutzbar ist. Gerade dort, wo Menschen aktiv mit Technik in Beziehung treten, entstehen jedoch häufig jene Barrieren. Diese wirken durch inkonsistente, komplexe oder an starre Konventionen geprägte Gestaltung. Sprache, Struktur und Steuerung sind wesentliche Vermittler zwischen Mensch und System und zugleich häufig unterschätzte Ursachen digitaler Ausgrenzung.

Sprache ist die erste Zugangsebene zu digitalen Inhalten. Sie prägt nicht nur, wie Informationen vermittelt werden, sondern auch, wie sich Menschen angesprochen, verstanden oder ausgeschlossen fühlen. Viele digitale Anwendungen verwenden eine Sprache, die voraussetzt, dass Nutzende über ein hohes Maß an Lesekompetenz, Fachverständnis und sprachlicher Anpassungsfähigkeit verfügen. Formulierungen sind oft abstrakt, indirekt, komplex verschachtelt oder voller Fachtermini. Dazu kommen technische Begriffe, nicht übersetzte Anglizismen oder uneinheitlich verwendete Benennungen für identische Funktionen. Wer mit diesen Sprachformen nicht vertraut ist, kann Inhalte nur schwer erschließen oder fühlt sich sprachlich nicht gemeint.

Diese sprachlichen Hürden betreffen nicht nur Menschen mit Behinderung, sondern auch ältere Menschen, Personen mit geringerer Bildung, Menschen mit nichtdeutscher Erstsprache oder mit kognitiven Beeinträchtigungen. Selbst für geübte Nutzende kann ein undurchsichtiger Satzbau oder eine unklare Begriffswahl zum Hindernis werden. Die Verständlichkeit digitaler Systeme ist daher eine Bedingung für funktionierende Interaktion. Systeme, die ihre Funktion nicht erklären, ihre Navigation nicht benennen oder ihre Hinweise in zu hoher sprachlicher Abstraktion formulieren, erzeugen Unsicherheit, auch bei eigentlich vertrauten Anwendungsfällen.

Ein Beispiel: Ein digitales Gesundheitssystem zur Verwaltung persönlicher Gesundheitsdaten fordert die Eingabe von „Anamnese-relevanten Komorbiditäten im ICD-kodierten Freitextfeld“. Für Fachpersonal mag diese Formulierung klar sein. Für die Mehrheit der Nutzenden stellt sie jedoch eine unüberwindbare sprachliche Barriere dar. Wenn Systeme nicht die Sprache der Nutzenden sprechen, bleibt ihre Funktion im Verborgenen. Wer sich sprachlich nicht verstanden fühlt, zweifelt an der eigenen Kompetenz, scheut Rückfragen oder beendet die Nutzung ganz. Damit wird Sprache zum Filter der Zugänglichkeit.

Auch die Struktur digitaler Systeme kann Barrieren erzeugen. Struktur meint hier die logische Gliederung von Inhalten, die Navigation zwischen Funktionen und die Platzierung wichtiger Informationen. Viele Anwendungen sind auf Effizienz ausgelegt, verwenden reduzierte Oberflächen, verschachtelte Menüs und kontextabhängige Schaltflächen. Diese Struktur mag für geübte Nutzende intuitiv erscheinen. Für andere hingegen erschließt sich nicht, wo welche Informationen zu finden sind, welche Schritte erforderlich sind oder wie ein Prozess abgeschlossen werden kann. Besonders problematisch ist dies für Menschen mit eingeschränktem Arbeitsgedächtnis, mit Orientierungsproblemen oder mit Schwierigkeiten im Umgang mit abstrakten Symbolen.

Ein System, das etwa eine wichtige Sicherheitsabfrage erst am Ende eines langen Formulars einblendet, ohne visuelle oder akustische Vorankündigung, wird für viele Nutzende zur unvorhersehbaren Stolperfalle. Wer eine Anwendung nicht vollständig durchdringen kann, verliert das Vertrauen in ihre Funktionsweise. Die Nutzung wird zu einer Abfolge von Unsicherheiten. Selbst einfachste Aufgaben werden dadurch zu komplexen Herausforderungen. In solchen Fällen entstehen keine funktionalen Fehler, sondern kognitive Überforderungen. Die Technik funktioniert, aber sie überfordert und wirkt dadurch ausgrenzend.

Schließlich spielt die Art der Steuerung eine zentrale Rolle. Digitale Systeme gehen häufig von bestimmten Interaktionsformen aus: Tippen, Klicken, Wischen, Ziehen, Spracheingabe oder Multitouch-Gesten. Diese Steuerungsformen setzen bestimmte körperliche Fähigkeiten voraus, etwa Feinmotorik, visuelle Orientierung oder stabile Haltungskontrolle. Für Menschen mit motorischen Einschränkungen, Zittern, Lähmungen oder chronischer Erschöpfung sind viele dieser Steuerungen nicht oder nur unter großen Anstrengungen möglich. Wenn keine Alternativen angeboten werden, wird die Technik zur Hürde.

Besonders kritisch wird es, wenn mehrere Steuerungsebenen gleichzeitig vorausgesetzt werden. Ein Beispiel ist eine Videokonferenzsoftware, die zum Einloggen einen Bestätigungscode aus einer E-Mail erfordert, der auf einem anderen Gerät angezeigt wird, während gleichzeitig ein Passwort eingegeben und ein Captcha gelöst werden muss. Für Nutzende mit eingeschränkter Handbeweglichkeit, mit kognitiven Einschränkungen oder mit Screenreader-Unterstützung wird diese Mehrfachbelastung zur Überforderung. Der Zugang scheitert nicht am fehlenden Interesse, sondern an der Summe der gleichzeitigen Anforderungen.

Hinzu kommen unausgesprochene Steuerungserwartungen. Viele Systeme erwarten eine bestimmte Reihenfolge von Handlungen, reagieren nicht auf ungewöhnliche Eingaben oder bieten keine Rückmeldungen bei Fehlern. Wer sich nicht exakt an diese unsichtbaren Abläufe hält, erhält keine Information über das Problem. Die Folge ist Frustration und letztlich ein Abbruch der Nutzung. Die Steuerung wird zum Prüfstein technischer Zugehörigkeit. Wer sie nicht beherrscht, scheitert.

In der Kombination entfalten Sprache, Struktur und Steuerung eine besonders exkludierende Wirkung. Sie wirken nicht isoliert, sondern ineinandergreifend. Eine komplexe Navigation verstärkt sprachliche Barrieren, eine undeutliche Sprache erschwert die Steuerung, eine ungewohnte Bedienlogik verkompliziert die Struktur. Die Schnittstelle zwischen Mensch und System wird so zum Ort der Ungleichheit. Technische Systeme, die in diesen drei Dimensionen nicht auf Vielfalt ausgerichtet sind, können keine umfassende Teilhabe ermöglichen, selbst wenn ihre Funktionalität objektiv gegeben ist.

Digitale Hindernisse entstehen also nicht nur durch das Fehlen bestimmter Funktionen, sondern durch die Art, wie Technik mit den Menschen spricht, sich strukturiert und sich bedienen lässt. Diese drei Ebenen sind entscheidend für das Gelingen oder Scheitern digitaler Teilhabe. Sie zeigen, dass Ausgrenzung nicht erst am Rand des Systems beginnt, sondern oft in seinem Innersten verankert ist, in seiner Sprache, seiner Logik und seiner Erwartung an den Menschen.

4 Wie barrierefreie KI entstehen kann

4.1 Prinzipien inklusiver Gestaltung: Vielfalt denken, Teilhabe gestalten

Barrierefreie digitale Systeme entstehen nicht zufällig oder allein durch gute Absichten, sondern durch bewusste konzeptionelle Entscheidungen. Diese orientieren sich an Prinzipien, die festlegen, wie Technologien so gedacht und umgesetzt werden können, dass sie von möglichst vielen Menschen nutzbar sind. In Theorie und Praxis haben sich drei Leitansätze herausgebildet: Universelles Design, inklusives Design und Co-Design. Sie unterscheiden sich in Ausrichtung, methodischem Vorgehen und Grad der Mitwirkung, verfolgen aber dasselbe Ziel: Digitale Systeme zugänglich, anpassungsfähig und sozial anschlussfähig zu gestalten. Ihre Bedeutung wird besonders deutlich, wenn Künstliche Intelligenz eingesetzt wird, weil hier nicht nur das äußere Erscheinungsbild, sondern auch die innere Logik eines Systems gestaltet wird.

Das Konzept des universellen Designs setzt an der Grundstruktur technischer Systeme an. Es fordert, dass Produkte, Dienstleistungen und digitale Umgebungen von Beginn an so entwickelt werden, dass sie ohne Sonderlösungen von möglichst vielen Menschen genutzt werden können. Dieser Ansatz geht davon aus, dass Unterschiedlichkeit der Normalfall ist. Er berücksichtigt körperliche, sensorische, kognitive und sprachliche Voraussetzungen bereits im Entwurfsprozess und vermeidet die Unterscheidung zwischen Standardnutzung und Zusatzlösung. In digitalen Kontexten bedeutet dies zum Beispiel, dass Oberflächen sowohl visuell als auch auditiv zugänglich sind, Informationen in mehreren Formaten bereitstehen und Steuerungsformen flexibel wählbar sind.

Ein Beispiel für universelles Design im digitalen Raum ist die Verwendung adaptiver Textdarstellungen. Ein System, das automatisch erkennt, wenn größere

A. Lübken und M. Wiemer, *KI-Inklusive Systeme entwickeln*, essentials,
https://doi.org/10.1007/978-3-662-72511-5_4

Schrift oder höhere Kontraste benötigt werden, und dies ohne zusätzliche Einstellungen umsetzt. Die Technologie passt sich an, ohne dass die Nutzenden dies gesondert beantragen oder konfigurieren müssen. Zugänglichkeit ist hier kein Zusatz, sondern Teil der Systemarchitektur.

Inklusives Design geht einen Schritt weiter. Es fragt nicht nur, wie viele Menschen erreicht werden können, sondern richtet sich gezielt an Menschen, die bisher systematisch ausgeschlossen wurden. Inklusives Design erkennt an, dass Standardlösungen oft nicht ausreichen, um soziale Gerechtigkeit zu verwirklichen. Es richtet den Blick auf jene, deren Bedürfnisse bisher wenig beachtet wurden, etwa Menschen mit seltenen Behinderungen, mit komplexem Unterstützungsbedarf oder mit nicht-linearen Kommunikationsmustern. Dabei geht es nicht darum, für diese Menschen etwas zu entwerfen, sondern mit ihnen gemeinsam. Inklusives Design schließt Perspektiven ein, die bisher außen vor blieben. Es schafft Räume für Beteiligung, Dialog und Gestaltungsmacht.

Ein Merkmal inklusiven Designs ist der Perspektivwechsel. Die Frage lautet nicht mehr, wie Technik für die Mehrheit funktioniert, sondern wie sie konkret jenen nützt, die sonst nicht vorkommen. In der Praxis heißt das etwa: Anwendungen in leichter Sprache, Assistenzsysteme, die nicht nur reagieren, sondern mitlernen, oder Oberflächen, die nicht vereinheitlichen, sondern individuell anpassbar bleiben. Inklusives Design macht deutlich: Gleichbehandlung heißt nicht, alle gleich zu behandeln, sondern allen gerecht zu werden.

Co-Design schließlich ist der methodische Ausdruck dieser Haltungs- und Gestaltungsprinzipien. Es beschreibt den Prozess, in dem Menschen mit unterschiedlichen Erfahrungen, Kompetenzen und Bedürfnissen gemeinsam an der Entwicklung eines Produkts oder Systems beteiligt sind. Diese Form partizipativer Entwicklung geht über klassische Nutzerbeteiligung hinaus: Betroffene werden zu Mitgestaltenden, nicht zu Testpersonen oder Befragten. Ihre Perspektiven fließen nicht erst am Ende ein, sondern prägen alle Phasen, von der Ideenfindung über die Prototypentwicklung bis hin zu Implementierung und Evaluation.

Gerade im Bereich Künstlicher Intelligenz hat gemeinschaftliche Gestaltung besondere Bedeutung. Systeme, die selbst lernen, Entscheidungen treffen oder mit Sprache interagieren, wirken nicht nur auf Abläufe, sondern auch auf Selbstbilder. Wer mit einem KI-System kommuniziert, das die eigene Ausdrucksweise nicht erkennt, fühlt sich ausgeschlossen. Ein partizipatives Design kann hier vorbeugend wirken, indem es sicherstellt, dass die Vielfalt menschlicher Kommunikationsformen in die Systemlogik einbezogen wird. Ein Beispiel ist die

Entwicklung sprachgesteuerter Interfaces zusammen mit Menschen, die nonverbal kommunizieren. Ihre Rückmeldungen tragen dazu bei, dass alternative Ausdrucksweisen erkannt, verarbeitet und sinnvoll genutzt werden.

Die drei Prinzipien universelles Design, inklusives Design und Co-Design stehen nicht in Konkurrenz, sondern ergänzen sich. Universelles Design bietet einen Orientierungsrahmen für möglichst breite Zugänglichkeit. Inklusives Design fokussiert gezielt auf Ausgeschlossene und macht Ungleichheit sichtbar. Co-Design liefert die methodischen Wege, um diese Erkenntnisse in konkrete Produkte zu überführen. Gemeinsam bilden sie das Fundament für barrierefreie künstliche Intelligenz. Dabei geht es nicht nur um funktionierende Technik, sondern um Technik, die sich auf Beziehungen einlässt. Technik, die zuhört, reagiert, einlädt und respektiert.

Die Umsetzung dieser Prinzipien erfordert bewusste Entscheidungen in der Projektstruktur. Sie verändert den zeitlichen Ablauf von Entwicklung, die Zusammensetzung von Teams, die Auswahl von Testmethoden und die Bewertung von Erfolg. Statt ein Produkt zu optimieren, das für viele gut genug ist, wird ein Prozess gestaltet, der Unterschiedlichkeit wertschätzt und ernst nimmt. Diese Veränderung ist herausfordernd, aber notwendig, wenn künstliche Intelligenz nicht zu einer neuen Form technischer Normierung werden soll.

4.2 Partizipative Entwicklung und Nutzerfeedback

Die Qualität barrierefreier KI-Systeme hängt wesentlich davon ab, wie früh, wie kontinuierlich und wie wirksam die Perspektiven der späteren Nutzenden in den Entwicklungsprozess eingebunden werden. Partizipative Entwicklung ein Prinzip inklusiver Gestaltung. Sie beginnt nicht erst mit der Testphase, sondern prägt die gesamte Entwicklungslogik eines Systems: Von der Ideenfindung über die Anforderungsanalyse und Prototypenentwicklung bis hin zur langfristigen Weiterentwicklung. Im Kontext künstlicher Intelligenz gewinnt partizipative Entwicklung an Bedeutung, da die Systeme nicht nur technisch, sondern auch sozial anschlussfähig sein müssen.

In diesem Zusammenhang bedeutet Partizipation mehr als gelegentliche Nutzerbefragungen oder sporadische Usability-Tests. Sie meint die aktive Einbindung betroffener und repräsentativer Gruppen in strukturierte Entwicklungsphasen. Dabei werden nicht nur technische Anforderungen abgefragt, sondern Perspektiven auf Nutzungserfahrungen, Selbstbestimmung, Hemmnisse und Erwartungen eingebracht. Die Beteiligten werden als fachkundige Personen ihrer Lebenswelt anerkannt und in Entscheidungsprozesse einbezogen. So wird sichergestellt, dass Systeme mit den Menschen entstehen, die sie später nutzen sollen.

Ein wesentlicher Bestandteil partizipativer Entwicklung ist die Auswahl und Zusammensetzung der Beteiligten. Hier entscheidet sich, ob Vielfalt wirklich abgebildet oder nur symbolisch repräsentiert wird. Inklusion erfordert, dass nicht nur besonders technikaffine oder artikulationsstarke Personen gehört werden, sondern auch jene, die in der Regel übersehen werden. Dazu gehören Menschen mit kognitiven Beeinträchtigungen, mit geringer Schriftsprachkompetenz, mit Migrationshintergrund, mit Mehrfachdiagnosen oder mit wenig digitaler Vorerfahrung. Ihre Perspektiven sind oft weniger strukturiert formulierbar, aber gerade deshalb unverzichtbar.

Die Praxis zeigt, dass Beteiligung nicht nur zu besseren Produkten führt, sondern auch zu größerem Vertrauen in technische Systeme. Wer an der Entstehung eines Systems beteiligt war, versteht dessen Funktionslogik besser, identifiziert sich stärker mit dem Produkt und erkennt die eigene Erfahrung im Ergebnis wieder. Partizipation stärkt nicht nur die Qualität der Technik, sondern auch das Gefühl, ernst genommen zu werden. Gerade im Bereich künstlicher Intelligenz, der oft als undurchsichtig oder fremdgesteuert wahrgenommen wird, kann partizipative Entwicklung Transparenz und Mitgestaltung erfahrbar machen.

Ein Instrument partizipativer Entwicklung ist das kontinuierliche Nutzerfeedback. Dabei geht es nicht um punktuelle Rückmeldungen, sondern um zyklische Reflexionsprozesse, in denen Nutzende ihre Erfahrungen einbringen, Veränderungen beobachten und Vorschläge machen. Nutzerfeedback sollte strukturiert, dokumentiert und in die weitere Entwicklung integriert werden. Digitale Systeme verändern sich laufend, besonders wenn KI-Komponenten beteiligt sind. Daher ist auch das Feedback kein einmaliger Vorgang, sondern Teil eines iterativen Prozesses. Systeme werden nicht fertig entwickelt, sondern fortlaufend angepasst. Diese Offenheit erfordert, dass Nutzerfeedback als Ressource verstanden wird.

Methodisch stehen für die Umsetzung verschiedene Werkzeuge zur Verfügung. Dazu gehören moderierte Fokusgruppen, barrierefreie Online-Umfragen, Dialogformate mit Betroffenenorganisationen, Nutzungsbeobachtungen in Alltagssituationen oder kollaborative Design-Sprints. Wichtig ist, dass diese Formate nicht isoliert, sondern als Teil einer auf Dauer angelegten Feedbackstruktur verstanden werden. Denkbar ist zum Beispiel die Einrichtung eines kontinuierlichen Panels mit vielfältigen Nutzenden, das regelmäßig zur Evaluation herangezogen wird und auch zwischen den Entwicklungszyklen beratend tätig ist. Auf diese Weise entsteht eine dauerhafte Verbindung zwischen Technikgestaltung und Lebensrealität.

Auch hybride Formen von Beteiligung sind sinnvoll, etwa durch die Verbindung von realen Workshops mit digitalen Testumgebungen, die unterschiedliche Zugangsvoraussetzungen berücksichtigen. Entscheidend ist, dass Beteiligung nicht nur symbolisch erfolgt. Die Rückmeldungen müssen ernst genommen, transparent verarbeitet und in konkreten Entwicklungsschritten sichtbar gemacht werden. Partizipation verliert ihren Wert, wenn sie folgenlos bleibt. Nutzende, die ihre Perspektiven einbringen, erwarten zu Recht, dass diese Perspektiven Auswirkungen haben.

Ein fiktives Beispiel verdeutlicht dies: Denkbar ist die Entwicklung eines sprachbasierten Assistenzsystems für Behördenkontakte. In der partizipativen Entwicklung wird deutlich, dass viele Nutzende mit Sprachbehinderung lange Pausen, Umformulierungen und Dialekte nutzen, die im Standardtraining des Systems nicht vorgesehen sind. Auf Basis des Nutzerfeedbacks wird das Spracherkennungssystem umtrainiert, die Dialoglogik wird entschleunigt, und eine visuelle Rückmeldung über das aktive Zuhören wird integriert. Damit könnten die Beteiligten sich erstmals ernst genommen fühlen, nicht weil das System perfekt ist, sondern weil es auf sie reagiert. Weil die Technik sich anpasst, nicht umgekehrt.

Partizipative Entwicklung stellt auch Anforderungen an die Organisationen, die Systeme beauftragen oder bereitstellen. Sie verlangt Offenheit, Reflexionsbereitschaft, Zeit und Ressourcen. Gleichzeitig eröffnet sie neue Perspektiven auf Qualität: Qualität bemisst sich nicht nur an Funktionalität oder Designästhetik, sondern an Passung, Erlebbarkeit und sozialer Anschlussfähigkeit. Systeme, die gemeinsam mit ihren Nutzenden entstehen, sind oft robuster, anschlussfähiger und langlebiger. Sie tragen dazu bei, dass Technik nicht überfordert, sondern stärkt.

4.3 Technische Umsetzung: Adaptivität, Sprache, Modalität

Barrierefreiheit in digitalen Systemen erfordert nicht nur klare Prinzipien und partizipative Prozesse, sondern auch konkrete technische Lösungen. Diese Lösungen müssen flexibel genug sein, um unterschiedlichen Bedürfnissen gerecht zu werden, gleichzeitig aber robust, nachvollziehbar und wartbar bleiben. Im Kontext künstlicher Intelligenz entstehen dabei neue Möglichkeiten und Anforderungen. Systeme, die lernen, sich anpassen und auf variierende Eingaben reagieren, eröffnen neue Spielräume für individuelle Zugänglichkeit. Voraussetzung ist, dass diese Spielräume bewusst genutzt und barrierefrei gestaltet werden. Drei technische Dimensionen stehen dabei im Zentrum: Adaptivität, Sprache und Modalität.

Adaptivität bezeichnet die Fähigkeit eines Systems, sich dynamisch auf die individuellen Voraussetzungen, Vorlieben oder Nutzungsmuster einer Person einzustellen. Anders als starre Benutzeroberflächen, die für alle gleich aussehen und funktionieren, ermöglichen adaptive Systeme personalisierte Zugänge. Dabei geht es nicht um kosmetische Veränderungen wie Farbanpassungen oder Schriftgrößen, sondern um tiefgreifende Veränderungen in der Darstellung, Interaktion und Steuerung. Ein adaptives System erkennt beispielsweise, dass eine Nutzerin langsamer tippt, häufiger Sprachbefehle nutzt oder bestimmte Informationen regelmäßig aufruft und passt sich entsprechend an. Die Interaktion wird dadurch flüssiger, verständlicher und unterstützender.

Eine weitere Möglichkeit ist eine Benutzerschnittstelle, die bei erkennbarer Nutzung eines Screenreaders automatisch redundante Informationen ausblendet, eine vereinfachte Navigationsstruktur anbietet oder Eingabefelder verbal erläutert. Auch denkbar ist ein KI-System, das aus wiederkehrenden Interaktionen lernt, welche Kommunikationsform bevorzugt wird, etwa Text, Sprache oder Symbol und diese Form automatisch priorisiert. Adaptivität darf jedoch nicht bedeuten, dass Nutzende vollständig durch das System geführt oder in automatisierte Entscheidungen gedrängt werden. Barrierefreiheit verlangt auch, dass die Kontrolle über die Anpassung bei den Nutzenden verbleibt. Transparente Einstellmöglichkeiten und nachvollziehbare Veränderungen sind unerlässlich, um Verlässlichkeit und Selbstbestimmung zu sichern.

Ein zweites Feld der technischen Umsetzung ist die sprachliche Gestaltung. Sprache ist nicht nur ein Mittel der Information, sondern auch der Vermittlung, des Verstehens und der Orientierung. In vielen KI-Systemen spielt Sprache eine doppelte Rolle: Als Medium der Ausgabe und als Form der Eingabe. Sprachbasierte Systeme müssen deshalb in der Lage sein, mit unterschiedlichen Ausdrucksformen, Dialekten, Sprechgeschwindigkeiten, Artikulationsmustern und Sprachniveaus umzugehen. Dies erfordert eine bewusste Erweiterung der Trainingsdaten, die Diversität abbildet und untypische Sprachmuster einschließt.

Gleichzeitig muss Sprache in digitalen Systemen so gestaltet sein, dass sie für möglichst viele Menschen verständlich ist. Dazu gehört der Einsatz einfacher, klarer und redundanzfreier Formulierungen, die Reduktion technischer Begriffe, die konsequente Strukturierung von Inhalten sowie die Vermeidung sprachlicher Ambiguität. Digitale Assistenten, Chatbots oder sprechende Interfaces müssen nicht nur in der Lage sein, Informationen korrekt zu liefern, sondern auch Rückfragen zu verstehen, Unklarheiten zu erkennen und Hilfestellung zu geben, wenn etwas nicht verstanden wurde. Systeme, die diese Anforderungen erfüllen, fördern nicht nur Barrierefreiheit, sondern auch Inklusion.

Ein konkreter technischer Ansatz ist die Integration sogenannter Natural Language Understanding-Modelle, die nicht nur grammatische Korrektheit analysieren, sondern auch in der Lage sind, Bedeutung aus fehlerhaften oder unvollständigen Eingaben zu extrahieren. Kombiniert mit einfacher Sprache in der Systemantwort kann so ein Dialog entstehen, der auch für Menschen mit kognitiven Einschränkungen, begrenztem Wortschatz oder unsicherer Rechtschreibung zugänglich bleibt. Entscheidend ist dabei, dass das System unterstützt und nicht bewertet, sondern vermittelt.

Die dritte zentrale Dimension barrierefreier technischer Umsetzung ist die Multimodalität. Multimodale Systeme bieten nicht nur einen Interaktionskanal, sondern ermöglichen verschiedene Zugänge zu denselben Inhalten oder Funktionen. Dabei kann es sich um visuelle, auditive, haptische oder sprachliche Modalitäten handeln, die parallel oder alternativ angeboten werden. Eine Anwendung, die sich sowohl über Tastatur als auch Sprache, über Touchscreen oder externe Taster, über Audioausgabe oder Braillezeile bedienen lässt, erfüllt grundlegende Anforderungen an Barrierefreiheit. Multimodalität eröffnet die Möglichkeit, Technik auch dann zu nutzen, wenn ein Kanal temporär oder dauerhaft nicht zur Verfügung steht.

Die technische Herausforderung besteht darin, diese Modalitäten nicht nur technisch bereitzustellen, sondern auch kohärent, abgestimmt und stabil zu integrieren. Nutzende müssen verstehen können, wie sie zwischen den Modalitäten wechseln, welche Informationen in welcher Form verfügbar sind und wie sich Interaktionen unterscheiden oder ergänzen. Ein System, das Bildbeschreibungen automatisch generiert, muss gleichzeitig gewährleisten, dass diese Beschreibungen auch auditiv abrufbar, visuell sichtbar oder per Braille auslesbar sind, abhängig von der jeweiligen Konfiguration.

Multimodale Systeme bieten nicht nur Redundanz, sondern auch Wahlfreiheit. Diese Wahlfreiheit ist kein Nebeneffekt, sondern ein zentrales Prinzip barrierefreier Gestaltung. Wer wählen kann, wie er oder sie mit Technik in Beziehung tritt, erlebt Selbstbestimmung, Kontrolle und Kompetenz. Systeme, die nur einen Weg vorsehen, erzeugen Abhängigkeit. Systeme, die verschiedene Wege ermöglichen, öffnen Zugänge. Dabei muss sichergestellt sein, dass keine Modalität gegenüber anderen bevorzugt wird. Alle Formen der Interaktion müssen gleichwertig unterstützt werden, auch wenn sie seltener genutzt oder technisch komplexer umzusetzen sind.

Ein Beispiel für eine gelungene technische Umsetzung ist die Kombination aus adaptivem Layout, vereinfachter Sprache und multimodaler Bedienung in einer barrierefreien Informationsplattform. Die Plattform erkennt automatisch, ob sie mit einem Screenreader, einer externen Tastatur, einer Augensteuerung oder einer Touchbedienung genutzt wird, passt die Navigation an, vereinfacht Inhalte sprachlich und bietet akustische Rückmeldungen an. Die Nutzerin muss keine zusätzlichen Einstellungen vornehmen, sondern erlebt das System als offen, zugewandt und respektvoll gegenüber ihrer jeweiligen Situation. Technik wird hier nicht als starrer Rahmen erlebt, sondern als dialogischer Raum.

Die technischen Möglichkeiten zur barrierefreien Gestaltung sind heute vielfältig. Künstliche Intelligenz kann helfen, Systeme flexibler, reaktiver und persönlicher zu gestalten. Doch diese Möglichkeiten führen nur dann zu echter Inklusion, wenn sie gezielt genutzt und mit den Bedürfnissen realer Menschen abgeglichen werden. Technik braucht eine klare Gestaltung, die Vielfalt anerkennt, Unterschiedlichkeit abbildet und Wahlmöglichkeiten zulässt.

4.4 Praxisbeispiele reflektiert: Microsoft, Google, Fable u. a.

Die Prinzipien inklusiver Gestaltung und die technischen Ansätze barrierefreier Systeme lassen sich nur dann wirksam umsetzen, wenn sie in konkreten Entwicklungsprozessen erprobt, reflektiert und angepasst werden. Mehrere internationale Projekte zeigen exemplarisch, wie barrierefreie künstliche Intelligenz entstehen kann, wenn Partizipation, Vielfalt und technische Innovationskraft zusammengeführt werden. Entscheidend dabei ist, ob Inklusion von Beginn an mitgedacht, strukturell verankert und organisatorisch getragen wird. Die folgenden Beispiele verdeutlichen unterschiedliche Herangehensweisen, Erfolge und Herausforderungen.

Ein prägnantes Beispiel ist das Programm Microsoft AI for Accessibility. Es wurde mit dem Ziel ins Leben gerufen, Entwicklungsteams und Organisationen weltweit dabei zu unterstützen, KI-basierte Lösungen für Menschen mit Behinderung zu gestalten. Das Programm stellt nicht nur finanzielle Mittel bereit, sondern bietet auch technologische Unterstützung, Datenzugänge und Netzwerke zur Umsetzung barrierefreier Anwendungen. Dabei liegt ein besonderer Fokus auf Projekten, die Sprache, Sehen und Mobilität betreffen. Microsoft verfolgt dabei das Prinzip, dass barrierefreie Technologien nicht nur hilfreich für einzelne Gruppen sind, sondern insgesamt die Innovationskraft digitaler Systeme erhöhen.

Ein konkreter Bestandteil dieses Programms ist Seeing AI, eine App für Menschen mit Sehbeeinträchtigung. Die Anwendung nutzt Bilderkennung, Texterkennung und Objekterkennung in Echtzeit, um Nutzenden zu beschreiben, was sich in ihrer Umgebung befindet. Das Besondere an Seeing AI ist die Kombination multimodaler Rückmeldungen, adaptiver Funktionen und einfacher Sprache. Die App wurde in enger Zusammenarbeit mit Betroffenen entwickelt, mehrfach getestet und kontinuierlich verbessert. Dabei zeigt sich, dass technische Exzellenz und inklusive Gestaltung keine Gegensätze sein müssen, sondern sich gegenseitig stärken können, vorausgesetzt, sie werden methodisch verzahnt.

In diese Richtung weist auch Project Euphonia von Google. Ziel dieses Forschungsprojekts ist es, Sprachsteuerungssysteme für Menschen verständlicher zu machen, deren Aussprache aufgrund neurologischer oder körperlicher Einschränkungen vom Standard abweicht. Dazu gehören unter anderem Menschen mit Parkinson, ALS oder Zerebralparese. Die bisherigen Spracherkennungssysteme waren auf klare, standardisierte Aussprache optimiert und scheiterten regelmäßig an individuellen Sprechmustern. In Project Euphonia wurden daher neue Datensätze mit realen Sprachaufnahmen dieser Personengruppen gesammelt, annotiert und in die Trainingsprozesse eingebunden. Die Ergebnisse zeigen, dass durch gezielte Einbeziehung unterrepräsentierter Gruppen die Erkennungsraten signifikant verbessert werden können.

Die Besonderheit von Project Euphonia liegt in der forschungsnahen Methodik. Google kooperierte eng mit Universitäten, Medizineinrichtungen und Interessenvertretungen, um nicht nur technische Genauigkeit zu erhöhen, sondern auch Vertrauen und Akzeptanz zu schaffen. Die Herausforderung bestand darin, personenbezogene Daten sensibel zu verarbeiten und gleichzeitig robuste Modelle zu entwickeln, die generalisierbar sind. Der Projektverlauf macht deutlich, wie anspruchsvoll, aber auch wie notwendig die gezielte Erweiterung von Trainingsdaten in Richtung Vielfalt ist, insbesondere, wenn Systeme durch maschinelles Lernen gesteuert werden.

Nennenswert ist auch das kanadische Unternehmen Fable, das sich auf barrierefreies User-Testing spezialisiert hat. Fable hat eine Plattform entwickelt, auf der Unternehmen ihre digitalen Produkte von Menschen mit Behinderungen testen lassen können, unter realen Bedingungen, mit direktem Feedback und iterativen Verbesserungszyklen. Die Testenden sind keine Versuchspersonen, sondern Mitarbeitende im Entwicklungsprozess. Sie bringen ihre Perspektiven ein, bewerten Funktionen und identifizieren Barrieren, bevor ein Produkt auf den Markt kommt. Dieses Modell operationalisiert partizipative Entwicklung als dauerhaftes Format und nicht als punktuelle Intervention.

Fable verbindet wirtschaftliche Effizienz mit sozialer Verantwortung. Unternehmen, die die Plattform nutzen, profitieren von realitätsnahem Feedback, reduzieren das Risiko von Fehlentwicklungen und verbessern ihre Produkte nachhaltig. Gleichzeitig stärkt Fable die Rolle von Menschen mit Behinderungen als fachkundige Personen in eigener Sache. Das Unternehmen zeigt, dass Barrierefreiheit nicht nur ein ethisches Anliegen ist, sondern ein professionelles Qualitätsmerkmal, das wirtschaftlich tragfähig sein kann. Besonders relevant ist dabei, dass Fable von Menschen mit Behinderung mitgegründet wurde, eine Perspektive, die in vielen Innovationsprozessen nach wie vor unterrepräsentiert ist.

Neben diesen realen Beispielen lassen sich auch fiktive Szenarien beschreiben, die zeigen, wie barrierefreie KI aussehen könnte. Denkbar wäre beispielsweise ein KI-gestütztes Assistenzsystem für Online-Bewerbungsverfahren, das nicht nur auf standardisierte Lebensläufe reagiert, sondern auf verschiedene Ausdrucksformen, multimediale Selbstdarstellungen und assistive Techniken eingestellt ist. Das System erkennt, wenn Nutzende mit einer Sprachausgabe arbeiten, bietet vereinfachte Rückmeldungen an, nimmt längere Antwortzeiten nicht als Fehler wahr und ermöglicht alternative Formate wie Videoantworten oder symbolgestützte Kommunikation. Eine solche Anwendung würde nicht nur formal barrierefrei sein, sondern strukturell auf Unterschiedlichkeit vorbereitet. Voraussetzung dafür ist jedoch, dass Vielfalt in der Systemlogik verankert ist.

Die reflektierte Betrachtung dieser Beispiele zeigt, dass erfolgreiche barrierefreie KI nicht nur aus technologischer Innovation besteht, sondern immer auch aus bewusster Gestaltung, aus struktureller Beteiligung und aus strategischer Organisation. Systeme wie Seeing AI, Project Euphonia oder die Fable-Plattform sind nicht deshalb erfolgreich, weil sie bestimmte Features enthalten, sondern weil sie auf realen Bedürfnissen basieren, durchdacht umgesetzt wurden und kontinuierlich weiterentwickelt werden. Sie machen deutlich, dass barrierefreie KI kein Sonderfall sein muss, sondern ein Qualitätsstandard, der sowohl technisch als auch gesellschaftlich überzeugt.

Gleichzeitig zeigen die Beispiele auch die Grenzen aktueller Entwicklungen. Viele Systeme sind in hohem Maße kontextabhängig, erfordern stabile Datenlagen, gezielte Trainingsprozesse und verantwortungsvolle Skalierung. Ohne dauerhafte Beteiligung, ausreichende Ressourcen und klare Verantwortung bleiben selbst ambitionierte Projekte isoliert. Die Herausforderung besteht darin, barrierefreie KI nicht nur in Pilotprojekten zu realisieren, sondern in der Breite zu etablieren, in öffentlichen Infrastrukturen, in Bildungsplattformen, im Gesundheitswesen und in der Arbeitswelt.

Barrierefreiheit beginnt mit Haltung 5

5.1 Gestaltung als Verantwortung: Wer gestaltet für wen

Gestaltung ist nie neutral. Jede technische Entscheidung, jede Formulierung, jede Schnittstelle trägt Spuren ihrer Entstehung. Sie zeigt, wer mitgedacht wurde und wer nicht. In der Entwicklung digitaler Systeme offenbart sich damit stets auch ein soziales und ethisches Verhältnis: Zwischen denen, die konzipieren, und denen, die nutzen. Dieses Verhältnis ist ungleichgewichtig, geprägt von Annahmen, Macht und Perspektiven. Gerade im Kontext barrierefreier Systeme wird diese Asymmetrie sichtbar: Hier entscheidet sich, ob der Anspruch eingelöst wird, digitale Angebote für alle zugänglich, verständlich und mitgestaltbar zu machen.

Barrierefreiheit beginnt nicht mit einem Pflichtenheft oder einem Designmanual. Sie beginnt mit einer Haltung. Diese Haltung erkennt an, dass Technik nicht nur funktioniert, sondern wirkt. Dass sie nicht nur etwas ermöglicht, sondern auch etwas bedeutet. Und dass jede Entscheidung über Gestaltung zugleich eine Entscheidung über Teilhabe ist. Wer diese Haltung einnimmt, versteht Gestaltung als Verantwortung und als eine Dimension professionellen Handelns. Es geht nicht darum, barrierefreie Systeme als moralische Pflicht zu betrachten, sondern als Ausdruck eines Menschenbildes, das Vielfalt und Beziehung anerkennt und ernst nimmt.

Verantwortung in der Konzeption heißt, die eigenen Perspektiven zu reflektieren. Entwickler*innen bringen ihre Erfahrungen, Gewohnheiten und Deutungsmuster mit ein, oft unbewusst. Diese strukturieren, wie ein System aussieht, wie es reagiert und wen es adressiert. Verantwortung heißt, diese Vorannahmen nicht absolut zu setzen, sondern kritisch zu hinterfragen: Welche Lebenslagen fehlen? Welche Kommunikationsformen bleiben unsichtbar? Welche Realitäten wurden

A. Lübken und M. Wiemer, *KI-Inklusive Systeme entwickeln*, essentials,
https://doi.org/10.1007/978-3-662-72511-5_5

ausgeblendet? Verantwortungsbewusste Praxis zielt nicht auf Perfektion, sondern auf Bewusstsein und Beziehung.

Diese Verantwortung ist nicht rein individuell, sondern auch strukturell. Digitale Produkte entstehen in Teams und Organisationen, deren Routinen bestimmte Entscheidungen nahelegen und andere erschweren. Deshalb muss Verantwortung als kollektiver Prozess verstanden werden, ein Prozess, der Raum für Reflexion, Irritation und Widerspruch lässt. Barrierefreie Systeme brauchen nicht nur technische Ressourcen, sondern auch eine Kultur, die solche Fragen zulässt: Wer kommt in unserem Produkt vor? Wer nicht? Wem eröffnen wir Zugang und wem verschließen wir ihn?

Zugleich stellt sich die Frage, wer überhaupt über Gestaltung entscheidet. In vielen digitalen Projekten sind es Entwicklungsteams, Designer, Produktverantwortliche oder Führungskräfte, die über Interfaces, Inhalte oder Abläufe bestimmen. Diese Rollen sind oft mit bestimmten Ausbildungen, Kompetenzen oder Berufserfahrungen verbunden und damit auch mit sozialen Filtern. Verantwortung in diesem Kontext bedeutet daher auch, Verantwortung für Repräsentanz von Unterschiedlichkeiten zu übernehmen. Nicht nur im Ergebnis, sondern im Prozess.

Verantwortung ist lernbar. Sie wächst mit jeder Rückmeldung, jedem Irrtum, jedem Perspektivwechsel. Systeme, die heute als barrierefrei gelten, können morgen ausgrenzen, weil neue Anforderungen entstehen oder bisher unbeachtete Erfahrungen sichtbar werden. Eine verantwortliche Haltung erkennt an, dass digitale Praxis nie abgeschlossen ist: Sie ist dynamisch, relational, kontextabhängig. Wer Inklusion ernst nimmt, muss bereit sein, von den Menschen zu lernen, für die entwickelt wird und mit ihnen.

Dazu gehört die Fähigkeit zum Perspektivwechsel. Wer Technik formt, muss in der Lage sein, die Welt aus anderen Sichtweisen zu sehen. Das bedeutet, ungewohnte Logiken zuzulassen, vielfältige Ausdrucksformen anzuerkennen und andere Rhythmen der Nutzung nicht als Fehler, sondern als legitime Varianten zu akzeptieren. Langsame Reaktionen, sprachliche Vielfalt oder Unsicherheiten sind keine Defizite, sondern Hinweise auf Anpassungsbedarf.

Verantwortung in der Gestaltung verlangt Empathie, nicht als Gefühl, sondern als Kompetenz. Empathie heißt in diesem Zusammenhang, sich in die Bedürfnisse, Wünsche und Herausforderungen anderer hineinversetzen zu können, ohne diese zu bewerten oder standardisieren zu wollen. Es geht nicht darum, Mitleid zu empfinden oder Hilfe anzubieten. Es geht darum, Räume zu schaffen, in denen sich Menschen gesehen, gehört und ernst genommen fühlen. Digitale Systeme, die empathisch gestaltet sind, signalisieren: Du bist gemeint. Du wirst verstanden.

Diese Haltung zeigt sich nicht nur im Designprozess selbst, sondern auch in der Kultur, die ihn trägt. Organisationen, die barrierefreie Systeme entwickeln wollen, brauchen Strukturen, die Verantwortung ermöglichen. Dazu gehören Feedbackprozesse, die ernst genommen werden, Schulungsformate, die Perspektivenvielfalt fördern, und Standards, die nicht nur formal, sondern auch kulturell verankert sind. Eine Organisation, die sich für barrierefreie Gestaltung einsetzt, braucht Menschen, die Fragen stellen dürfen und Strukturen, die auf diese Fragen reagieren.

Haltung ist nicht sichtbar. Aber sie wirkt. Sie zeigt sich in kleinen Entscheidungen, in Formulierungen, in Icons, in Farben, in Fehlermeldungen. Sie zeigt sich darin, ob Technik sich öffnet oder verschließt. Ob sie Beziehung ermöglicht oder verhindert. Ob sie Vielfalt als Bereicherung oder als Herausforderung versteht. Gestaltung als Verantwortung heißt, sich dieser Wirkung bewusst zu sein und sie aktiv zu gestalten.

5.2 Beziehung, Perspektivwechsel und Empathie im Design

Gestaltung ist immer auch Beziehung. Sie verbindet Menschen mit Technik, Technik mit Sinn und Sinn mit Erfahrung. In der digitalen Welt verkörpert sie das Ergebnis von Entscheidungen über Sprache, Abläufe, Bilder, Strukturen, Rückmeldungen und Formen der Ansprache. In diesen Entscheidungen spiegelt sich, wie Technik Menschen wahrnimmt und wie sie ihnen begegnet. Ob sie Nähe erlaubt oder Distanz erzeugt. Ob sie Dialog ermöglicht oder Kontrolle ausübt. Ob sie sich öffnet für Unterschiedlichkeit oder diese normierend glättet. Barrierefreie Gestaltung erfordert darum nicht nur technisches Wissen oder funktionale Kompetenz, sondern auch eine Gestaltungshaltung, die Beziehung ernst nimmt.

Beziehung keine weiche Nebenbedingung. Sie ist der Ort, an dem Technik wirksam wird. Wo sich entscheidet, ob ein Mensch sich wiederfindet und ob er Vertrauen entwickelt. Gerade Menschen, die von gesellschaftlicher Exklusion betroffen sind, nehmen diese Beziehung besonders sensibel wahr. Sie spüren, ob ein System sie erkennt, versteht und einlädt oder ob es sie ignoriert oder abweist. Barrierefreiheit beginnt dort, wo sie sich auf die Unterschiedlichkeit der Nutzenden einlässt, ohne sie zu klassifizieren.

Eine beziehungsorientierte Gestaltungsperspektive fordert, dass Systeme Resonanz erzeugen. Resonanz im Sinne einer Rückmeldung, die nicht mechanisch ist, sondern menschlich. Die zeigt: Du wirst wahrgenommen. Deine Art, dich auszudrücken, zu denken, zu agieren, ist legitim. Systeme, die Resonanz erzeugen, unterstützen Selbstwirksamkeit. Sie verhindern das Gefühl, fehlerhaft zu sein, weil man anders ist. Sie bestätigen den Wert der eigenen Perspektive, auch wenn sie nicht der Norm entspricht.

Solche Beziehungen setzen voraus, dass Gestaltende bereit sind, ihre eigene Perspektive zu verlassen und andere Wirklichkeiten zuzulassen. Perspektivwechsel ist keine Technik, sondern eine Haltung. Wer aus der eigenen Perspektive herauszutreten versucht, erkennt, wie sehr Gestaltung auf impliziten Annahmen beruht. Etwa der Annahme, dass Menschen visuell orientiert seien. Oder dass sie Sprache in vollständigen Sätzen produzieren. Oder dass sie logisch-linear denken. Diese Annahmen strukturieren Systeme, aber sie schließen auch aus.

Ein bewusster Perspektivwechsel fragt: Was sieht man nicht, wenn man nur aus der eigenen Sicht blickt? Was wirkt vertraut, aber ist für andere fremd? Was erscheint funktional, ist aber relational brüchig? In der Praxis bedeutet Perspektivwechsel, die Sichtweisen realer Menschen einzubeziehen nicht als Feedback am Ende, sondern als Ausgangspunkt. Er bedeutet, sich irritieren zu lassen, andere Denkformen ernst zu nehmen, sich vom eigenen Standardwissen verunsichern zu lassen. Perspektivwechsel macht Gestaltung weniger effizient, aber dafür gerechter. Weniger planbar, aber dafür offener.

Eng mit dem Perspektivwechsel verbunden ist die Fähigkeit zur Empathie. Auch Empathie ist keine emotionale Haltung im engeren Sinn, sondern eine gestalterische Kompetenz. Sie bedeutet, sich in Erfahrungen, Wahrnehmungen und Ausdrucksformen anderer hineinzuversetzen, unabhängig davon, ob sie einem selbst vertraut sind. In der Technikgestaltung bedeutet Empathie, nicht zu urteilen, ob ein Verhalten plausibel ist, sondern anzuerkennen, dass es existiert. Wenn Nutzende für eine Eingabe viel Zeit benötigen, bedeutet das nicht, dass sie langsam sind, sondern dass ihre Art der Interaktion Zeit braucht. Dass jemand grafische Elemente nicht erkennt, heißt nicht, dass er desinteressiert ist, sondern dass visuelle Kommunikation für ihn unzugänglich ist.

Empathie in der Gestaltung fragt nicht: Wie kann ich mein Wissen weitergeben? Sondern: Wie kann ich eine Verbindung schaffen? Wie kann ich sicherstellen, dass sich ein Mensch gesehen fühlt auch wenn er anders sieht? Digitale Systeme, die empathisch gestaltet sind, nehmen Rücksicht, ohne zu bevormunden. Sie passen sich an, ohne aufdringlich zu sein. Sie erlauben Rückzug, ohne auszuschließen. Und sie geben Rückmeldung, ohne zu werten.

Diese Formen von Beziehung, Perspektivwechsel und Empathie lassen sich nicht über Checklisten implementieren. Sie entstehen durch kontinuierliche Reflexion, durch Dialog, durch Erfahrung. Sie entstehen, wenn Entwicklungsteams sich auf andere Perspektiven einlassen, wenn Organisationen Vielfalt nicht als

Störung, sondern als Ressource begreifen. Wenn Testprozesse nicht nur Effizienz prüfen, sondern Resonanzräume schaffen. Und wenn in der Ausbildung von Gestaltenden nicht nur über Systeme, sondern über Menschen gesprochen wird.

Ein fiktives Beispiel kann dies illustrieren: Denkbar ist ein digitales Lernsystem, das in der beruflichen Rehabilitation eingesetzt wird. Es wurde mit Fokus auf Verständlichkeit, visueller Klarheit und flexibler Navigation entwickelt. In einem partizipativen Testverfahren wird deutlich, dass Nutzende mit psychosozialen Beeinträchtigungen regelmäßig die Inhalte unterbrechen, weil sie sich vom freundlichen Ton der Rückmeldungen unter Druck gesetzt fühlen. Die Entwicklungsteams erkennen, dass ihre gut gemeinten Feedbackformeln als Leistungsdruck erlebt werden. Sie überarbeiten das System, integrieren eine empathischere Rückmeldungskultur und geben den Nutzenden die Möglichkeit, Rückmeldetypen individuell zu konfigurieren. Nicht das System verändert den Menschen, sondern der Mensch verändert das System.

Hier wird deutlich, dass Beziehung nicht nur in der Interaktion geschieht, sondern auch in der Haltung dahinter. Gestaltung, die Beziehung erlaubt, braucht Offenheit für Rückmeldung. Sie braucht Zeit für Perspektivwechsel. Und sie braucht den Mut, nicht alles vorher wissen zu müssen. Barrierefreiheit entsteht durch kontinuierliche Auseinandersetzung mit Wirklichkeit.

5.3 Strukturelle Bedingungen für inklusive Gestaltungskultur

Barrierefreiheit ist Ausdruck einer Haltung und diese Haltung braucht Strukturen. Solange inklusives Design von Einzelpersonen getragen wird, bleibt es abhängig von Überzeugung, Engagement oder Zufall. Damit Barrierefreiheit nicht zur Option, sondern zur Selbstverständlichkeit wird, braucht es eine Gestaltungskultur, die Haltung nicht nur anerkennt, sondern fördert. Diese Kultur lässt sich nicht verordnen. Sie entsteht dort, wo Veränderung gewollt wird. Ihre Voraussetzungen sind strukturell in der Ausbildung, in der Organisation, in der Zusammenarbeit und in der gesellschaftlichen Rahmung technischer Entwicklung.

In vielen technischen Entwicklungsprozessen ist Feedback auf Effizienz und Fehlervermeidung fokussiert. Rückmeldungen werden gesammelt, sortiert, priorisiert aber selten reflektiert. Eine inklusive Gestaltungskultur hingegen betrachtet Feedback als Möglichkeit. Sie schafft Räume, in denen Rückmeldungen dialogisch aufgenommen werde. Dazu gehört auch, dass Rückmeldungen von Menschen mit abweichenden Nutzungsweisen als gleichwertiger Beitrag anerkannt werden. Eine solche Kultur erfordert Zeit und institutionelle Verankerung, etwa durch regelmäßige Reviewformate, partizipative Testzyklen oder barrierearme Feedbackkanäle.

Ebenso entscheidend ist, wie Ausbildung und Professionalisierung gestaltet sind. Wer heute Systeme entwirft, hat selten systematisch gelernt, wie Barrierefreiheit funktioniert, welche ethischen Fragen sie aufwirft oder wie Perspektivenvielfalt konkret umgesetzt werden kann. Ausbildungsgänge in Design, Informatik, Produktentwicklung oder Interfacedesign vermitteln technische Expertise, aber sie lassen häufig jene Kompetenzen außen vor, die für inklusive Gestaltung zentral sind: Beziehungsgestaltung, Empathie, Reflexionsfähigkeit und Diversitätssensibilität. Eine inklusive Gestaltungskultur braucht Curricula, in denen Barrierefreiheit nicht als Modul, sondern als Querschnittsthema gedacht wird. Sie braucht Lernformate, in denen reale Erfahrungen, Perspektivwechsel und biografisches Lernen möglich werden. Und sie braucht Dozierende, die selbst Beziehung gestalten, Vielfalt zulassen und Unsicherheit aushalten.

Auch Organisationen tragen Verantwortung für inklusive Gestaltungskulturen. Ihre internen Prozesse, ihre Teamstrukturen, ihre Bewertungsmaßstäbe prägen, wie Produkte entstehen und ob dabei Barrierefreiheit mitgedacht wird. Organisationen, die Vielfalt nur auf Plakaten feiern, aber intern keine barrierefreien Arbeitsplätze, keine mehrsprachige Kommunikation oder keine alternativen Beteiligungsformate anbieten, senden widersprüchliche Signale. Eine inklusive Gestaltungskultur braucht Organisationen, die Diversität nicht nur anerkennen, sondern leben. Dazu gehört die bewusste Zusammenstellung heterogener Teams, die Unterstützung marginalisierter Perspektiven, die Öffnung für nichtlineare Karrierewege und die Bereitschaft, Fehler öffentlich zu reflektieren. In solchen Kontexten entsteht eine Kultur, in der Barrierefreiheit nicht als Ausdruck einer funktionierenden Gesellschaft verstanden wird.

Auch standardsetzende Institutionen spielen eine Rolle. Barrierefreie Gestaltung wird oft über Normen, Richtlinien und rechtliche Vorgaben strukturiert. Diese Instrumente sind notwendig, aber nicht ausreichend. Eine inklusive Gestaltungskultur darf sich nicht in Konformität erschöpfen. Sie muss Spielräume lassen für Kreativität, für biografisch begründete Abweichung, für Kontextsensibilität. Standards sollten Orientierung geben, aber sie dürfen nicht den Eindruck erwecken, dass Inklusion vollständig messbar oder planbar sei. Eine Kultur, die sich an Menschen orientiert, braucht mehr als Checklisten. Sie braucht Haltung.

Besonders deutlich wird der Bedarf an struktureller Förderung dort, wo Entscheidungen unter Zeitdruck, ökonomischem Druck oder politischen Rahmenbedingungen getroffen werden. In solchen Situationen neigen Systeme zur Vereinfachung. Vielfalt wird dann als Risiko wahrgenommen und nicht als Potenzial. Eine inklusive Gestaltungskultur muss darum auch systemische Schutzräume schaffen: Für Komplexität, für Ambivalenz, für langsames Denken. Sie braucht Orte, an denen Fragen gestellt werden dürfen, bevor Antworten produziert werden. Und sie braucht Ressourcen, um diese Räume zu erhalten, personell, zeitlich und institutionell.

Zur Veranschaulichung lässt sich ein hypothetisches Szenario heranziehen: Ein Softwareunternehmen soll ein barrierefreies Verwaltungssystem für öffentliche Stellen entwickeln. In der Ausschreibung sind technische Standards definiert, aber keine Anforderungen an Beteiligung, Perspektivvielfalt oder Beziehungsgestaltung. Ein kleines Team könnte sich dennoch dafür entscheiden, Menschen mit Behinderung in die Entwicklung einzubeziehen. In internen Meetings würde zunächst Widerstand laut: Zu teuer, zu aufwendig, zu kompliziert. Erst als die Geschäftsführung die Beteiligung als Bestandteil der Unternehmenskultur markierte, als Ziel in der Entwicklungsstrategie verankerte und zusätzliche Ressourcen bereitstellte, konnte die Idee umgesetzt werden. Das Ergebnis wäre ein System sein, das nicht nur barrierefrei funktioniert, sondern als verständlich und einladend erlebt wahrgenommen wird. Die Beteiligten könnten berichten, dass sie sich als Teil des Systems verstehen, nicht als nachträglicher Sonderfall. Was als Einzelentscheidung begann, könnte langfristig zu einer strukturellen Kulturveränderung anstoßen.

Dieses Beispiel zeigt: Haltung braucht Struktur. Beziehung braucht Raum. Perspektivwechsel braucht Sicherheit. Eine inklusive Gestaltungskultur entsteht nicht aus dem Nichts. Sie braucht Menschen, die mutig fragen, Institutionen, die bereit sind zu lernen, und Systeme, die sich als veränderbar verstehen. Barrierefreiheit ist nicht die Folge von technischer Exzellenz, sondern von gestalterischer Verantwortung. Sie zeigt sich nicht nur im Ergebnis, sondern im Weg dorthin.

Am Ende dieses *Essentials* steht kein Rezept, sondern eine Einladung: Technik nicht nur funktional zu denken, sondern relational. Gestaltung nicht nur als Oberfläche zu verstehen, sondern als Begegnung. Und Barrierefreiheit nicht als Sonderfall zu behandeln, sondern als Ausdruck eines Menschenbildes, das Vielfalt als Grundlage und Beziehung als Ziel anerkennt. Intelligente Inklusion beginnt dort, wo Gestaltung nicht als Abschluss verstanden wird, sondern als Anfang eines gemeinsamen Prozesses.

Dieses *Essential* ist Teil der neunteiligen Reihe „Inklusion und KI“, die sich mit der Frage beschäftigt, wie Technik menschenfreundlich, gerecht und zugänglich gestaltet werden kann. Die Reihe ist in drei thematische Schwerpunkte gegliedert: Theoretische Grundlagen, inklusive Lebenswelten und strategische Umsetzung. Das vorliegende *Essential* ergänzt die Reihe um eine gestaltungspraktische Perspektive, die nicht bei Normen endet, sondern beim Menschen beginnt. In Verbindung mit anderen *Essentials,* die ethische Rahmungen, Diskriminierungsrisiken, Bildungskontexte oder technische Grundlagen behandeln, macht dieser Band deutlich, dass Barrierefreiheit nicht als Sonderanforderung verstanden werden kann, sondern als Voraussetzung intelligenter Inklusion.

Was Sie aus diesem *essential* mitnehmen können

- Barrierefreiheit ist kein technisches Add-on, sondern eine gestalterische Grundhaltung. Sie muss von Anfang an in alle Phasen der KI-Entwicklung integriert werden, nicht als nachträgliche Korrektur.
- Inklusive Gestaltung beginnt mit der Anerkennung von Vielfalt. Co-Design, Universal Design und partizipative Entwicklung ermöglichen Lösungen, die nicht nur für einige, sondern für möglichst viele Menschen nutzbar sind.
- Adaptive Systeme, einfache Sprache und multimodale Bedienkonzepte helfen, unterschiedlichste Zugangsvoraussetzungen zu berücksichtigen, entscheidend ist dabei ihre Verankerung im Nutzungskontext.
- Standardnutzerkonzepte, Repräsentationslücken und implizite Normen führen zu systematischen Ausschlüssen. Wer inklusiv gestalten will, muss diese Muster erkennen und aktiv überwinden.
- Technische Barrierefreiheit allein reicht nicht aus. Entscheidend ist die Frage, wer mitgestaltet, wer gehört wird und wessen Lebensrealität in der Gestaltung sichtbar wird. Nur so kann intelligente Inklusion gelingen.

A. Lübken und M. Wiemer, *KI-Inklusive Systeme entwickeln*, essentials, https://doi.org/10.1007/978-3-662-72511-5

Glossar

Dieses Glossar bietet Erläuterungen zu zentralen Begriffen, die für das Verständnis der Inhalte dieses *Essentials* hilfreich sind. Die Auswahl orientiert sich an den Themen Barrierefreiheit, Gestaltung, Teilhabe und intelligenter Inklusion. Alle Begriffe sind so formuliert, dass sie auch ohne technisches Vorwissen verständlich sind.

Adaptive Systeme sind technische Lösungen, die nicht statisch funktionieren, sondern sich im Lauf der Nutzung verändern können. Sie bieten eine personalisierte Interaktion und ermöglichen individuelle Zugänge, etwa durch vereinfachte Sprache, alternative Steuerungsmethoden oder automatische Anpassung von Inhalten.

Barrierefreiheit bedeutet, dass digitale Produkte, Dienstleistungen und Umgebungen für alle Menschen nutzbar sind, unabhängig von Fähigkeiten, Einschränkungen oder Vorerfahrungen. Sie ist nicht mit Assistenz gleichzusetzen und keine Sonderlösung, sondern zielt darauf, den gleichberechtigten Zugang von Anfang an mitzudenken.

Co-Design beschreibt die gemeinsame Gestaltung technischer Systeme durch Fachleute und zukünftige Nutzende. Es ermöglicht die gleichberechtigte Einbindung verschiedener Perspektiven, Erfahrungen und Lebensrealitäten, insbesondere von Menschen, die sonst in der Technikentwicklung kaum vertreten sind.

Digitale Teilhabe meint die Möglichkeit, digitale Angebote gleichberechtigt zu nutzen, mitzugestalten und davon zu profitieren. Sie umfasst nicht nur den Zugang zu Technik, sondern auch deren Verständlichkeit, Nutzbarkeit und Anschlussfähigkeit an unterschiedliche Lebensrealitäten.

A. Lübken und M. Wiemer, *KI-Inklusive Systeme entwickeln*, essentials,
https://doi.org/10.1007/978-3-662-72511-5

Fehlerkultur beschreibt den offenen, lernbereiten Umgang mit Rückmeldungen, Unsicherheiten und Irrtümern in Entwicklungsprozessen. Sie ist Voraussetzung dafür, dass technische Systeme weiterentwickelt, Barrieren erkannt und Perspektiven ernst genommen werden können.

Feedbackmechanismus Ein Feedbackmechanismus ist eine strukturierte Möglichkeit, wie Nutzende Rückmeldungen zu digitalen Systemen geben können. Diese Rückmeldungen helfen, Ausschlüsse sichtbar zu machen, Gestaltung zu verbessern und Vertrauen in technische Prozesse aufzubauen.

Inklusion beschreibt das Ziel, allen Menschen gleichwertige Teilhabe in allen gesellschaftlichen Bereichen zu ermöglichen, unabhängig von individuellen Voraussetzungen, Fähigkeiten oder Einschränkungen. Inklusion setzt voraus, dass Strukturen nicht nachträglich angepasst werden, sondern sich von Beginn an an Vielfalt orientieren.

Intelligente Inklusion verbindet den Einsatz künstlicher Intelligenz mit dem Anspruch, Barrierefreiheit, Selbstbestimmung und soziale Teilhabe zu fördern. Sie steht für Technikgestaltung, die nicht nur funktional, sondern auch ethisch, sozial und relational gedacht ist.

Machtverhältnisse beschreiben die ungleiche Verteilung von Einfluss, Ressourcen und Sichtbarkeit in der Entwicklung technischer Systeme. Sie wirken sich darauf aus, wer mitgestaltet, wer gehört wird und wessen Lebensrealität in Systemen abgebildet wird.

Multimodale Systeme bieten verschiedene Möglichkeiten der Interaktion, zum Beispiel über Sprache, Text, Touch, Gesten oder unterstützende Technologien. Sie ermöglichen es Nutzenden, den für sie passenden Zugang zu wählen und Technik flexibel zu nutzen.

Normnutzerin/Normnutzer Der Begriff beschreibt das implizite Bild einer Standardperson, auf das viele technische Systeme ausgerichtet sind. Diese Person ist häufig jung, gesund, technikaffin und ohne Einschränkungen, eine Annahme, die viele reale Nutzende nicht abbildet.

Partizipation meint die aktive Mitgestaltung von Technik durch die Menschen, die sie später nutzen. Sie ist mehr als Befragung, sie bedeutet, Erfahrungen, Perspektiven und Interessen ernst zu nehmen und strukturell in Entwicklungsprozesse einzubinden.

Perspektivwechsel ist die bewusste Auseinandersetzung mit anderen Sichtweisen, Lebensrealitäten und Wahrnehmungsformen. In der Gestaltung barrierefreier Systeme ermöglicht Perspektivwechsel, eigene Annahmen zu hinterfragen und inklusivere Lösungen zu entwickeln.

Reflexion bezeichnet das kritische Nachdenken über Gestaltung, Verantwortung und Wirkung technischer Systeme. Sie hilft dabei, Gestaltung nicht nur technisch, sondern auch sozial, kulturell und ethisch zu bewerten.

Repräsentativität beschreibt, inwieweit technische Systeme, Daten oder Entscheidungen die Vielfalt der Gesellschaft abbilden. Fehlt sie, können Ausschlüsse oder Verzerrungen entstehen, die bestimmte Gruppen systematisch benachteiligen.

Screenreader Ein Screenreader ist eine Software, die Inhalte digitaler Oberflächen in Sprache oder Brailleschrift übersetzt. Er ermöglicht blinden oder sehbehinderten Menschen den Zugang zu Informationen und die Nutzung digitaler Systeme.

Selbstbestimmung bedeutet, das eigene Leben und die Nutzung technischer Systeme nach eigenen Bedürfnissen und Vorstellungen gestalten zu können. Sie ist Voraussetzung für Teilhabe und Grundlage inklusiver Gestaltung.

Standardannahmen sind unausgesprochene Erwartungen, die technische Systeme an ihre Nutzenden stellen, etwa über Sprachvermögen, Reaktionsgeschwindigkeit oder Lesekompetenz. Werden sie nicht hinterfragt, können sie zu strukturellen Barrieren führen.

Transparenz bedeutet, dass Abläufe, Entscheidungen und Funktionen in digitalen Systemen nachvollziehbar sind. Sie hilft dabei, Vertrauen aufzubauen, Kontrolle zu behalten und Ausschlüsse zu erkennen.

Universelles Design ist ein Gestaltungsansatz, der darauf zielt, Produkte und Systeme so zu entwickeln, dass sie für möglichst viele Menschen ohne zusätzliche Anpassung nutzbar sind. Es denkt Vielfalt von Anfang an mit.

Verantwortung meint die Bereitschaft, für die Gestaltung und Wirkung technischer Systeme einzustehen. Sie zeigt sich in der Frage, wer mitgestaltet, für wen entwickelt wird und welche Folgen technische Entscheidungen für Teilhabe und Gerechtigkeit haben.

Weiterführende Literatur

Ahrens P et al. (2015) Inklusion – Wege in die Teilhabegesellschaft. Heinrich-Böll-Stiftung. Campus Verlag, Frankfurt am Main

Boger MA (2019) Theorien der Inklusion – Die Theorie der trilemmatischen Inklusion zum Mitdenken. edition assemblage, Münster

Bosse I, Schluchter JR, Zorn I (2019) Handbuch Inklusion und Medienbildung. Beltz Juventa, Weinheim

Braun D, Gärtner S (2021) Soziale Nachhaltigkeit in der Arbeitswelt. Springer VS, Wiesbaden

Bruhn L, Homann J, Judith C, Teufel A (2018) Inklusiver Arbeitsmarkt: Zwischen menschenrechtlichem Anspruch und vielfältigen Barrieren. Nomos, Baden-Baden

Büker P, Hüpping B, Zala-Mezö E (2021) Partizipation als Veränderung – Eine Aufforderung an Grundschule und Forschung. Zeitschrift für Grundschulforschung. Springer Vieweg, Wiesbaden

Clarkson J, Coleman R, Keates S, Lebbon C (2007) Inclusive Design – Design for the Whole Population. Springer, London

Felder F (2022) Die Ethik inklusiver Bildung – Anmerkungen zu einem zentralen bildungswissenschaftlichen Begriff. Springer, Berlin

Ferencik-Lehmkuhl D, Huynh I, Laubmeister, C et al. (2023) Inklusion digital! Chancen und Herausforderungen inklusiver Bildung im Kontext von Digitalisierung. Klinkhardt, Bad Heilbrunn

Gössl MJ, Reischl C (2021) Digitalisierung und Inklusion – Eine Chance für mehr Diversität in neuen Arbeitswelten. Tectum Wissenschaftsverlag, Baden- Baden

Häsel-Weide U, Kammeyer K et al. (2024) Inklusion verstehen – Szenen aus dem Unterricht in interdisziplinärer Reflexion. Kohlhammer, Stuttgart

Hollenbach-Biele N, Klemm K (2020) Inklusive Bildung zwischen Licht und Schatten: Eine Bilanz nach zehn Jahren inklusivem Unterricht. Bertelsmann Stiftung, Gütersloh

IKK classic (2024) Gesundheit in Zahlen Nr. 7. Brand eins, Hamburg

Jordana L. Maisel JL, Steinfeld E, Basnak M, Korydon S, Tauke MB (2017) Inclusive Design: Implementation and Evaluation. Routledge, London

Kreuder-Schock M, Lietz S, Kreider I, Lorenz S, Schley T (2024) Barrieren digitaler Teilhabe erkennen und überwinden. Ein Leitfaden für die Praxis. (5). wbv Publikation, Bielefeld. https://doi.org/10.3278/9783763976744. Zugegriffen am 15.08.2025

A. Lübken und M. Wiemer, *KI-Inklusive Systeme entwickeln*, essentials,
https://doi.org/10.1007/978-3-662-72511-5

Ladau E (2021) Demystifying Disability: What to Know, What to Say, and How to Be an Ally. Ten Speed Press, Emeryville, CA
Lübken A, Wiemer M (2025a) Gesundheit trifft Technologie: Einsatz von künstlicher Intelligenz in der Physiotherapie. Springer, Berlin
Lübken A, Wiemer M (2025) Künstliche Intelligenz in der Physiotherapie: Methoden, Anwendungen und Praxisbeispiele. Springer, Berlin
McDavid J (2025) ALL INCLUSIVE – Wie wir Job und Alltag barrierefrei machen. Haufe, Freiburg
Pfeiffer S, Nicklich M, Henke M et al. (2024) Digitalisierung der Arbeitswelten – Zur Erfassbarkeit einer systemischen Transformation. Springer VS, Wiesbaden. https://doi.org/10.1007/978-3-658-44458-7. Zugegriffen am 15.08.2025
Ravneberg B, Söderström S (2017) Disability, Society and Assistive Technology (Interdisciplinary Disability Studies). Routledge, London
Reisdorf BC, Zillien N (2024) Digitale Ungleichheit in der Inklusion. Springer VS, Wiesbaden. https://doi.org/10.1007/978-3-658-08460-8_111-1. Zugegriffen am 15.08.2025
Schach A (2023) Diversity & Inclusion in Strategie und Kommunikation – Vielfalt in Konzeption, Kultur und Sprache im Unternehmen. Springer Gabler, Wiesbaden
Schäfers B (2020) Gegenwart und Zukunft sozialer Ungleichheit. Springer VS, Wiesbaden
Schäfers M, Welti F (2021) Barrierefreiheit – Zugänglichkeit – Universelles Design. Zur Gestaltung teilhabeförderlicher Umwelten. Julius Klinkhard Verlag, Heilbrunn
Schirmer W, Steger T (2019) Psychologische Sicherheit in Organisationen: Grundlagen für vertrauensvolles Miteinander. Springer Gabler, Wiesbaden
Schleiss J, Mah D K, Böhme K et al. (2023) Künstliche Intelligenz in der Bildung. Drei Zukunftsszenarien und fünf Handlungsfelder. Stifterverband / KI-Campus, Berlin
Schuelka MJ, Artiles AA (2019) The SAGE Handbook of Inclusion and Diversity in Education. SAGE Publications, Thousend Oaks/CA
Shneiderman B (2022) Human-Centered AI. Oxford University Press, Oxford
Sihn-Weber A (2021) CSR und Inklusion – Bessere Unternehmensperformance durch gelebte Teilhabe und Wirksamkeit. Springer Gabler, Wiesbaden
Stephanidis C (2017) The Universal Access Handbook. CRC Press, Boca Raton/FL
Strümke, I. (2024) Künstliche Intelligenz: Wie sie funktioniert und was sie für uns bedeutet. Frankfurt am Main: Fischer Verlag
Suleyman M (2024) The Coming Wave: Künstliche Intelligenz, Macht und das größte Dilemma des 21. Jahrhunderts. München: C.H. Beck, München
Tulshyan R (2022) Inclusion on Purpose – An Intersectional Approach to Creating a Culture of Belonging at Work. MIT Press, Cambride/MA
Wolf T, Saalfrank T (2013) Inklusion. UTB, Stuttgart

Kolibri 360 GmbH
Ferdinand-Jühlke-Straße 7
99095 Erfurt, Deutschland
produktsicherheit@kolibri360.de